JN419493

나는 뷰티풀

나는 뷰티풀

발행일　　2025년 10월 24일

저　자　　왕재권
펴낸이　　심진보
편　집　　윤경희
펴낸곳　　투비스토리㈜

출판사 등록　　2024.07.18. (제2024-203호)
주　소　　서울 강남구 테헤란로2길 27 비전타워, 10층 1022호
전　화　　070-8676-7132
이메일　　help@2bstory.com

ISBN 979-11-988599-3-8 (03510)

www.2bstory.com
@왕재권 2025

본 책은 저작자의 지적 재산으로서 무단 전재와 복제를 금합니다.

리프팅과 지방분해로 안티에이징

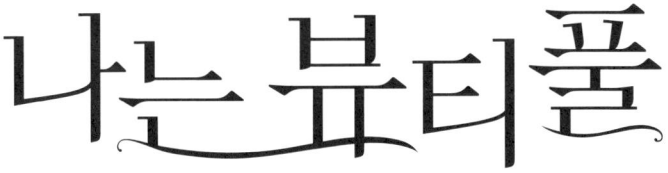

나는 뷰티풀

성형외과 전문의
왕재권 지음

20년 경력 얼굴 전문가 성형외과 전문의 왕재권의
통합적 안티에이징 솔루션

투비
스토리

| 목차 |

제1부   노화의 과학과 안티에이징의 원리

제6부　안티에이징의 완성

| 서문 |

진정한 안티에이징의 시작

━ 나의 20년 성형외과 여정과 통합적 안티에이징 철학

지난 20년간 수많은 환자분의 얼굴과 몸을 치료하면서, 저는 하나의 중요한 깨달음을 얻었습니다. 진정한 젊음은 단순히 주름을 없애거나 지방을 제거하는 것만으로는 완성되지 않는다는 것입니다. 처음 성형외과 의사로 일을 시작했을 때, 저는 많은 의사들처럼 각각의 문제에 집중했습니다. 눈가 주름이 있으면 그 주름만 펴고, 이중턱이 있으면 그 지방만 제거하는 식이었습니다. 하지만 시간이 지날수록 이런 접근법이 한계가 있다는 것을 느꼈습니다. 눈가 주름은 펴졌지만 볼이 처진 얼굴, 턱선은 날카로워졌지만 목의 주름은 그대로인 모습이 무언가 조화롭지 않았습니다.

이러한 경험들이 쌓이면서 저는 '통합적 안티에이징'이라는 철학을 발전시켰습니다. 이 철학의 핵심은 간단합니다. 우리 몸과 얼굴은 서로 연결된 하나의 작품이라는 것이죠. 한 부분만 젊어 보이게 하는 것은 오히려 부자연스러움을 초래할 수 있습니다. 진정한 젊음은 얼굴과 몸의 균형 있는 조화에서 완성됩니다. 예를 들어, 40대 여성분이 찾아오셔서 얼굴만 리프팅을 받아서 얼굴은

10년 젊어졌지만 목과 바디, 손의 노화는 그대로라면 어색하지 않을까요? 반대로 바디 라인만 완벽하게 가꾸었는데 얼굴에 처짐과 주름이 많다면 어떨까요? 우리의 눈은 이런 불균형을 금방 알아챕니다.

제가 개발한 원데이리프팅과 QA핏 주사는 이러한 철학에서 탄생했습니다. 원데이리프팅은 얼굴의 자연스러운 리프팅을, QA핏 주사는 체형의 조화로운 개선을 목표로 합니다. 이 두 시술은 각각 훌륭한 결과를 보여주지만, 함께 사용될 때 그 시너지 효과는 더욱 놀랍습니다. 20년간의 임상 경험을 통해, 저는 안티에이징이 단순한 미용적 욕구를 넘어 자신감과 삶의 질 향상과 직결된다는 것을 배웠습니다. 환자분들이 시술 후 "거울을 볼 때마다 기분이 좋아요.", "옷을 입는 게 즐거워졌어요."라고 말씀하실 때, 저는 제일의 가치를 느낍니다.

이 책은 제 20년 여정의 결실입니다. 여러분들에게 안티에이징에 대한 과학적 지식을 전달하고, 자신에게 맞는 최적의 선택을 할 수 있도록 돕고 싶습니다. 단순히 '어떻게 해야 젊어 보이는가?'가 아니라, '어떻게 건강하고 조화롭게 노화를 관리할 수 있는가?'에 대한 이야기를 나누고자 합니다. 이 책을 통해 여러분이 자신만의 아름다운 노화를 설계할 수 있기를 바랍니다.

― 얼굴과 몸, 두 축으로 완성되는 종합적 젊음

우리 몸은 하나의 유기체입니다. 얼굴의 피부는 목으로 이어지고, 목은 어깨로, 어깨는 팔로 연결되어 있습니다. 그런데 왜 안티에이징을 이야기할 때 얼굴과 몸을 분리해서 생각하는 경우가 많을까요? 실제로 많은 분들이 얼굴 관리에는 열심이면서도 몸의 노화에는 상대적으로 덜 신경 쓰는 경향이 있습니다. 또는 그 반대로 체중 관리와 운동에는 집중하지만 얼굴 관리는 기초적인 스킨케어에 그치는 경우도 많습니다. 하지만 이런 불균형은 어색한 결과를 가져옵니다.

젊음의 완성은 얼굴과 몸이라는 두 축의 조화에서 이루어집니다. 얼굴이 푸석하고 주름져 있다면 아무리 날씬하고 탄탄한 몸매를 가졌더라도 전체적인 인상은 젊어 보이기 어렵습니다. 반대로 얼굴은 팽팽하고 생기 있지만 몸에는 나이에 따른 처짐과 군살이 있다면, 그 또한 균형 잡힌 젊음이라고 하기 어렵습니다. 종합적 젊음을 위해서는 얼굴과 몸 모두에 관심을 기울여야 합니다. 그렇다고 모든 것을 한꺼번에 바꿔야 한다는 의미는 아닙니다.

중요한 것은 전체적인 밸런스를 고려한 계획을 세우는 것입니다. 예를 들어, 얼굴 리프팅을 계획하고 있다면 목과 데콜테 부위도 함께 고려하고, 복부 지방 제거를 원한다면 옆구리와 등의 라인도 함께 생각해 보는 것이 좋습니다. 저는 환자분들께 항상 거울 앞에 서서 자신을 전체적으로 바라보라고 조언합니다. 어떤 부분이 가장 신경 쓰이나요? 그리고 그 부분을 개선했을 때, 다른 부위와의 조화는 어떨까요? 이런 질문들이 통합적 안티에이징의 시작점입니다.

— 한국 여성의 노화 특성과 안티에이징 접근법

노화는 전 세계 모든 사람에게 찾아오는 자연스러운 과정입니다. 하지만 흥미롭게도 인종과 민족에 따라 노화의 패턴과 특성이 조금씩 다르게 나타납니다. 20년간 수많은 한국 여성을 진료하면서, 저는 한국 여성만의 독특한 노화 특성을 발견했습니다. 한국 여성은 일반적으로 서양인에 비해 피부 노화가 늦게 시작되는 편입니다. 그러나 40대 중반부터는 노화의 징후가 급격하게 나타나는 경향이 있습니다. 또한 한국 여성은 서양인에 비해 피하지방이 적고 피부가 얇은 편이라, 작은 변화도 금방 눈에 띕니다.

체형 측면에서는 한국 여성이 전체적으로 마른 편이지만, 복부와 허벅지에 지방이 축적되는 '배꼽 아래 살'과 '하체 비만'이 많이 나타납니다. 특히 한국 여성은 폐경 이후 복부 지방 축적이 급격히 일어나는 경향이 있습니다. 이는 한국인의 식습관과 생활 방식, 그리고 유전적 요인이 복합적으로 작용한 결과입니다. 이러한 한국 여성의 특성을 고려한 안티에이징 접근법은 어떠해야 할까요?

첫째, 얼굴 리프팅에 있어서는 중간 얼굴과 턱선에 초점을 맞추는 것이 효과적입니다. 원데이리프팅은 최소한의 절개로 이러한 부위를 자연스럽게 끌어올려 주어 한국 여성에게 이상적입니다.

둘째, 피부 관리에 있어서는 보습과 함께 탄력을 유지하는 것이 중요합니다. 한국 여성의 얇은 피부는 수분이 부족해지면 더 쉽게 주름이 생기고 처지기 때문입니다.

셋째, 체형 관리에 있어서는 전체적인 다이어트보다는 문제 부위에 집중적인 접근이 효과적입니다. QA핏 주사는 특히 한국 여성이 고민하는 복부와 허벅지 지방에 효과적으로 작용합니다. 이러한 접근법을 통해 한국 여성의 체질적 특성을 고려한 맞춤형 안티에이징이 가능합니다.

제가 환자분을 대할 때 항상 강조하는 것은 획일적인 미의 기준을 따르지 말라는 것입니다. 한국 사회에는 종종 '쌍꺼풀이 있어야 한다', '브이라인 턱이 예쁘다'와 같은 고정관념이 있습니다. 하지만 진정한 아름다움은 개인의 고유한 특성을 존중하면서 균형과 조화를 찾는 데 있습니다. 한국 여성의 노화 특성을 이해하고 이에 맞는 접근법을 선택할 때, 비로소 자연스럽고 지속 가능한 안티에이징이 가능해집니다.

제1부

————— I am Beautiful —————

노화의 과학과
안티에이징의 원리

PART 1
노화의 과학적 이해

─ 얼굴과 몸의 노화 메커니즘

노화를 가장 쉽게 이해하는 방법은 우리 몸을 하나의 정교한 공장으로 생각해 보는 것입니다. 이 공장에서는 24시간 쉬지 않고 새로운 세포를 만들고, 손상된 부분을 수리하고, 불필요한 것들을 청소합니다. 젊을 때는 이 모든 과정이 완벽하게 돌아갑니다. 하지만 시간이 지나면서 공장의 기계들이 조금씩 낡아가기 시작합니다. 생산 속도는 느려지고, 품질 관리는 허술해지고, 청소도 제대로 안 되기 시작하는 것입니다. 흥미로운 점은 이런 변화가 몸 전체에서 동시에, 하지만 서로 다른 속도로 일어난다는 것입니다.

우리 몸의 가장 바깥쪽인 피부부터 살펴보면, 피부는 크게 세 개의 층으로 이루어져 있습니다. 가장 바깥쪽의 표피, 그 아래의 진피, 그리고 가장 깊숙한 피하 지방층입니다. 각 층마다 나이가 들면서 일어나는 변화가 다릅니다. 표피에서는 새로운 피부 세포가 만들어지는 속도가 점점 느려집니다. 20대에는 약 28일이면 완전히 새로운 피부로 바뀌었는데, 50대가 되면 이 주기가 45일 정도로 늘어납니다. 진피층의 변화는 더욱 드라마틱한데, 여기에는 콜라겐과 엘라스틴이라는 두 가지 중요한 단백질이 있습니다. 콜라겐은 피부의 뼈대 역할을 하고, 엘라스틴은 고무줄처럼 늘어났다 줄어들었다 하면서 탄력을 줍니다. 그런데 25세부터 이 콜라겐이 매년 1%씩 줄어들기 시작합니다. 하나씩 뽑히는 철근처럼 말입니다.

동시에 우리 몸의 내부 구조도 변화를 겪습니다. 30세를 기점으로 매년 0.5~1%씩 근육량을 잃기 시작하고, 60세가 되면 20대에 비해 약 30%의 근육을 잃게 됩니다. 이는 단순히 힘이 약해지는 문제가 아니라 기초대사율 저하와 체형 변화로 이어집니다.

뼈의 변화도 무시할 수 없는데, 특히 여성의 경우 폐경 이후 에스트로겐이 급격히 감소하면서 골밀도가 빠르게 떨어집니다. 이는 단순히 골다공증의 위험만을 의미하는 것이 아니라, 얼굴 뼈가 흡수되면서 전체적인 얼굴 윤곽이 바뀌기도 합니다. 젊을 때 도톰했던 턱이 나이 들면서 뾰족해지는 것도 이 때문입니다.

혈액순환의 변화는 이 모든 과정을 더욱 가속합니다. 나이가 들면서 혈관의 탄력성이 떨어지고, 혈액순환이 원활하지 않게 되면서 피부에 충분한 영양분과 산소가 공급되지 않아 피부 톤이 칙칙해지고, 재생 능력도 떨어지게 됩니다. 근육에도 충분한 영양 공급이 안 되면서 근육량 감소가 더욱 가속화됩니다.

호르몬의 변화는 노화 과정에서 정말 중요한 역할을 합니다. 특히 여성의 경우 에스트로겐이 급격히 감소하면서 피부, 근육, 뼈, 지방 분포까지 모든 것이 변합니다. 남성도 마찬가지로 테스토스테론이 서서히 감소하면서 근육량 감소와 지방 축적이 시작됩니다. 이런 호르몬 변화는 얼굴과 몸 전체에 동시에 영향을 미치기 때문에, 노화가 통합적인 현상이라는 것을 보여줍니다.

그런데 같은 나이라도 노화의 속도와 양상이 사람마다 완전히 다릅니다. 어떤 분은 50대인데도 30대처럼 보이고, 어떤 분은 40대인데 60대처럼 보이기도 합니다. 제가 환자분들을 보면서 가장 놀랐던 케이스가 있습니다. 쌍둥이 자매분이 오셨는데, 한 분은 평소 운동을 꾸준히 하시고 스트레스 관리를 잘하셨고, 다른 분은 불규칙한 생활을 하셨습니다. 놀랍게도 두 분의 노화 정도가 확연히 달랐습니다.

이것이 바로 노화의 신비로운 점입니다. 피할 수 없는 자연 현상이지만, 동시에 우리가 어느 정도 조절할 수 있는 과정이기도 하다는 것입니다. 강물의 흐름은 막을 수 없지만, 그 방향과 속도는 어느 정도 조절할 수 있는 것처럼 말입니다. 노화의 메커니즘을 정확히 이해하면, 그에 맞는 대응 전략을 세울 수 있습니다. 노화를 이해하는 것이 바로 안티에이징의 시작인 것입니다.

— 연령에 따른 변화의 생물학적 원리

"나이는 숫자에 불과하다."는 말, 한 번쯤은 들어보셨을 것입니다. 하지만 정말 그럴까요? 20대와 50대의 차이는 단순히 30년이라는 시간의 차이가 아니라, 그 시간 동안 우리 몸에서 일어난 수천 가지 미세한 변화의 누적입니다. 나이는 단순한 숫자가 아니라, 우리가 어떻게 살아왔는지를 보여주는 지표인 셈입니다.

우리 몸의 변화를 연령대별로 살펴보면 정말 흥미로운 패턴을 발견할 수 있습니다. 20대는 마치 새 차를 몰고 다니는 것과 같습니다. 모든 기능이 최적화되어 있고, 고장 날 일도 거의 없습니다. 세포 분열은 활발하고, 콜라겐 생산은 최고조에 달해 있습니다. 상처가 나도 금세 아물고, 밤늦게까지 놀아도 다음 날 멀쩡합니다. 하지만 25세를 넘어서면서부터 미묘한 변화가 시작됩니다. 처음에는 전혀 눈에 띄지 않지만, 이것이 바로 노화의 시작점입니다.

30대에 들어서면 변화의 속도가 조금씩 빨라집니다. 근육량이 서서히 감소하기 시작하고, 기초대사율도 떨어집니다. "20대 때보다 살이 잘 빠지지 않습니다."라고 하소연하시는 환자분들이 늘어나는 것도 이 때문입니다. 하지만 아직은 큰 변화라고 하기는 어렵습니다. 자동차의 연식이 조금 오래됐지만 아직은 새 차와 큰 차이가 없는 것처럼 말입니다.

40대, 이 시기가 바로 노화의 본격적인 시작점이라고 할 수 있습니다. 특히 여성의 경우 호르몬의 변화가 시작되면서 몸 전체에 큰 변화가 일어납니다. 에스트로겐 수치가 불규칙해지면서 피부 탄력이 눈에 띄게 떨어지고, 지방 분포도 바뀌기 시작합니다. "갑자기 배에 살이 붙기 시작했어요."라는 말씀을 자주 듣습니다. 남성도 마찬가지로 테스토스테론이 서서히 감소하면서 근육량 감소와 복부 비만이 시작됩니다.

50대는 정말 극적인 변화의 시기입니다. 여성의 경우 폐경을 겪으면서 에스트로겐이 급격히 감소합니다. 이때 일어나는 변화는 정말 놀랍습니다. 골밀도가 빠르게 떨어지고, 피부 두께도 얇아집니다. "거울을 보면 엄마 얼굴이 보입니다."라고 하시는 분들이 많아지는 것도 이 시기입니다. 하지만 여기서 중요한 건, 이런 변화들이 자연스러운 생물학적 과정이라는 것입니다.

60대 이후에는 또 다른 양상의 변화가 나타납니다. 세포 재생 능력이 현저히 떨어지면서 상처 치유도 느려지고, 피부도 얇아집니다. 근육량은 더욱 급격히 감소하고, 뼈도 약해집니다. 하지만 흥미롭게도 이 시기에 오시는 환자분들 중에는 오히려 더 당당하고 자신감 넘치는 분들이 많습니다. 나이 듦을 자연스럽게 받아들이면서도, 건강하고 아름답게 늙고 싶다는 적극적인 의지를 보이시기 때문입니다.

그런데 여기서 중요한 것이 하나 있습니다. 같은 연령대라도 개인차가 정말 크다는 것입니다. 생물학적 나이와 실제 나이가 다를 수 있다는 뜻입니다. 이런 개인차를 만드는 가장 중요한 요소가 바로 텔로미어(Telomere)입니다. 텔로미어는 염색체 끝에 있는 DNA 구조로, 마치 신발 끈 끝의 플라스틱 캡 같은 역할을 합니다. 세포가 분열할 때마다 이 텔로미어가 조금씩 짧아지는데, 어느 정도 짧아지면 세포가 더 이상 분열하지 못하고 죽게 됩니다. 흥미롭게도 이 텔로미어의 길이는 생활 습관에 따라 달라집니다. 운동을 꾸준히 하고 스트레스를 잘 관리하는 사람들의 텔로미어가 더 길다는 연구 결과들이 있습니다.

— 한국인의 노화 특성과 유전적 요인

한국인 피부의 가장 두드러진 특징은 멜라닌 색소 함량이 높다는 점입니다. 이 멜라닌은 자연스러운 자외선 차단막 역할을 해서, 20~30대 젊은 나이에는 광노화로부터 피부를 효과적으로 보호해 줍니다. 실제로 같은 자외선 노출량에서도 한국인은 서양인보다

광손상이 현저히 적게 나타나는 것을 관찰할 수 있습니다. 여기에는 한 가지 중요한 함정이 있는데, 이런 보호 효과가 영원하지 않다는 것입니다. 40대 중반 이후, 특히 호르몬 변화가 시작되는 시점에서는 오히려 급격한 노화 진행을 보이는 경우가 많습니다. 마치 댐이 터지듯 그동안 축적된 손상이 한꺼번에 표면화되는 양상을 보이는 것입니다.

한국인 피부의 또 다른 특징은 상대적으로 얇은 피부 두께입니다. 서양인에 비해 표피와 진피가 얇아서 미세한 변화도 쉽게 관찰됩니다. 이는 양날의 검과 같아서 젊을 때는 섬세하고 부드러운 인상을 주지만, 노화가 시작되면 작은 변화도 금세 드러나게 됩니다. 그래서 한국인 환자분들은 서양인보다 훨씬 이른 시기에 노화를 자각하고 치료를 원하시는 경우가 많은데, 실제로는 같은 정도의 노화라도 더 뚜렷하게 보이기 때문입니다.

얼굴 골격 구조에서도 뚜렷한 차이를 보입니다. 한국인을 포함한 동양인은 전반적으로 평면적인 얼굴 구조를 가지고 있습니다. 낮은 콧대, 얇은 눈두덩, 전방으로 돌출된 광대뼈 등이 그 특징입니다. 젊을 때는 이런 구조가 부드럽고 동안의 인상을 만들어주지만, 중년 이후에는 중안면부, 즉 볼 부위의 처짐이 특히 두드러지게 나타납니다. 서양인이 주로 이마나 목 부위의 노화를 걱정한다면, 한국인은 볼 처짐과 팔자 주름, 턱선 무너짐이 주된 고민이 되는 것도 이런 구조적 차이 때문입니다.

최근 유전자 연구에서 한국인이 콜라겐 합성 능력이 서양인보다 우수하다는 결과가 나왔습니다. 이것이 젊은 시절 한국인 피부가 탄탄하고 매끄러운 이유를 설명해 주지만, 여기에도 반전이 있습니다. 호르몬 변화기에 접어들면 이 콜라겐 합성 능력이 급격히 저하되면서, 오히려 콜라겐 손실 속도가 빨라질 수 있다는 점입니다. 그래서 한국 여성들이 폐경기 전후에 "갑자기 늙었다!"고 호소하시는 경우가 많습니다.

한국인의 얼굴 근육은 서양인에 비해 상대적으로 작고 얇은 편입니다. 젊을 때는 이것이 부드럽고 자연스러운 표정을 만드는 데 도움이 되지만, 나이가 들면서 근육의 지지력이 약해질 때는 처짐이 더 빨리 진행될 수 있어요. 특히 턱선을 받쳐주는 근육들이 약해지면서 이중턱이나 불독살이 쉽게 생기는 것도 이런 근육 구조적 특성과 관련이 있습니다.

지방 분포 패턴에서도 서양인과 현저한 차이를 보입니다. 서양인이 비교적 전신에 고르게 지방이 분포하는 반면, 한국인은 특정 부위에 집중적으로 축적되는 경향이 있습니다. 얼굴에서는 볼 부위에, 신체에서는 복부와 하체에 주로 축적되죠. 이런 불균등한 지방 분포로 인해 나이가 들면서 체형 변화가 더욱 극적으로 나타날 수 있습니다.

이 모든 특성을 종합해 보면, 한국인의 노화는 '늦은 시작과 급속한 진행'이라는 독특한 패턴을 보입니다. 그동안 잘 보존되어 있던 것이 어느 순간 빠르게 변화하는 느낌입니다. 이런 특성을 이해하는 것이 효과적인 안티에이징 전략 수립의 출발점이라고 생각합니다. 서양에서 개발된 치료법을 그대로 적용하기보다는, 한국인의 유전적, 환경적 특성을 고려한 맞춤형 접근이 필요한 이유입니다.

― 내적 노화와 외적 노화의 차이

진료실에서 자주 듣는 질문 중 하나가 "원장님, 제 친구와 나이가 같은데 왜 이렇게 다르게 보이나요?"입니다. 심지어 쌍둥이 자매분이 오셔서 "똑같이 태어났는데 왜 이렇게 다르게 늙어가나요?" 라고 하신 적도 있습니다. 이것이 바로 내적 노화와 외적 노화의 차이 때문입니다. 표를 통해 비교해 보겠습니다.

<표1. 내적 노화와 외적 노화의 비교>

구분	내적 노화 (INTRINSIC AGING)	외적 노화 (EXTRINSIC AGING)
정의	시간의 흐름에 따라 몸 안에서 자연스럽게 일어나는 노화	환경 요인과 생활 습관에 의해 유발되는 후천적 노화
원인	유전, 세포 분열 한계(헤이플릭 한계), 호르몬 변화 등	자외선, 스트레스, 흡연, 음주, 수면 부족 등
주요 변화	세포 재생 감소, 호르몬 급감, 면역력 저하, 골밀도 감소	콜라겐 파괴, 색소침착, 피부 탄력 저하, 주름 및 홍조
영향 부위	전신적인 변화 (피부, 근육, 뼈, 장기 등)	주로 피부 표면 및 외형적인 변화
진행 속도	비교적 느리며 일정	개인의 생활 습관에 따라 빠르게 변화
조절 가능성	완전한 예방은 불가능, 다만 속도 조절은 가능	상당 부분 예방 및 개선 가능
예방 전략	건강한 식습관, 운동, 스트레스 관리, 충분한 수면	자외선 차단, 금연, 항산화 식품, 피부관리 등

내적 노화는 피할 수 없는 노화입니다. 우리 몸의 세포들은 평생 동안 일정 횟수만큼만 분열할 수 있는데, 이 한계를 '헤이플릭

한계'라고 합니다. 보통 50~70회 정도 분열하면 더 이상 분열하지 못하고 노화하거나 죽게 됩니다. 휴대폰 배터리의 충전 횟수가 정해져 있는 것처럼 말입니다. 또한 최근에는 '인플라메이징(Inflammaging)'이라는 개념이 주목받고 있는데, 이는 나이가 들면서 체내에 만성적인 저강도 염증 상태가 지속되는 현상으로 각종 만성 질환의 위험을 높입니다.

외적 노화의 가장 대표적인 원인이 바로 자외선입니다. UVB는 주로 표피에 작용해서 화상을 일으키고 DNA 손상을 직접 유발하며, UVA는 진피 깊숙이 침투해서 콜라겐과 엘라스틴 파괴 효소를 활성화합니다. 흥미롭게도 UVA는 유리창도 통과하기 때문에 실내에 있어도 창가에 앉으면 노화가 진행될 수 있습니다. 진료하면서 보는 케이스가 운전기사분들인데, 왼쪽 얼굴이 오른쪽보다 확연히 더 늙어 보이는 경우가 많습니다.

자외선이 피부에 미치는 영향은 정말 복합적입니다. 활성산소를 대량 생성시켜 마치 몸속의 녹과 같은 역할을 하면서 세포막, 단백질, DNA를 무차별적으로 공격합니다. 특히 콜라겐을 만드는 섬유아세포를 손상해서 콜라겐 생산량을 줄이고 동시에 콜라겐을 분해하는 효소의 활성을 증가시킵니다. 결과적으로 콜라겐이 만들어지는 속도보다 분해되는 속도가 빨라지면서 피부가 얇아지고 주름이 생기게 됩니다.

스트레스는 눈에 보이지 않지만 매우 강력한 외적 노화 요인입니다. 스트레스를 받으면 우리 몸에서는 '스트레스 호르몬'이라 불리는 코르티솔이 분비되는데, 이 호르몬이 단기간에는 우리 몸을 보호해 주지만, 만성적으로 높은 상태가 지속되면 문제가 생기게 됩니다. 코르티솔은 콜라겐 합성을 억제하고, 피부 장벽 기능을 약화하며, 염증 반응을 증가시킵니다. 또한 혈당을 높이고 인슐린 저항성을 증가시켜서 당화 과정을 촉진합니다. 당화는 당분과 단백질이 결합하면서 콜라겐을 딱딱하게 만드는 과정으로, 이로 인해 피부가 탄력을 잃고 누렇게 변하게 됩니다.

내적 노화와 외적 노화는 서로 영향을 미치면서 상승작용을 일으킵니다. 외적 요인으로 인한 손상이 누적되면 세포의 DNA가 손상되고 텔로미어가 더 빨리 짧아지면서 내적 노화도 가속화됩니다. 반대로 내적 노화가 진행되면 항산화 능력이 떨어지고 복구 능력이 감소해서 외적 요인에 대한 저항력도 약해집니다. 마치 악순환의 고리처럼 서로를 더욱 강화하게 됩니다. 그래서 어떤 분은 40대인데도 20대처럼 보이기도 하고, 어떤 분은 30대인데 50대처럼 보이기도 하는 것입니다.

희망적인 소식은 내적 노화를 완전히 멈출 수는 없지만 그 속도를 늦출 수 있고, 외적 노화는 우리의 노력에 따라 상당 부분 예방하고 조절할 수 있다는 것입니다. 자외선 차단제를 꼼꼼히 바르고, 스트레스를 관리하고, 충분히 자고, 건강한 음식을 먹으며 규칙적으로 운동하는 기본적인 생활 습관만 잘 지켜도 외적 노화를 크게 늦출 수 있습니다.

PART 2
안티에이징의 통합적 접근

— 부분이 아닌 전체를 보는 안티에이징 철학

아침마다 거울을 보며 새로 생긴 주름을 발견할 때마다 그 자리에
만 크림을 듬뿍 바르고 계신가요? 혹은 처진 턱선만 끌어올리면
모든 것이 해결될 것이라 생각하시나요? 많은 분이 '부분적 해결'
에 집착합니다. "이 팔자 주름만 없애주세요", "이중턱만 개선하고
싶어요", "복부 지방만 제거해 주세요"처럼 말이지요. 하지만 그럴
때마다 조심스럽게 질문하게 됩니다. "그 부분만 개선하면 정말
만족하실까요?"

　노화는 마치 도미노와 같아서 한 부분의 변화가 연쇄적으로 다
른 부분에 영향을 미치게 됩니다. 예를 들어, 광대뼈 아래 중안면
부의 볼륨이 감소하면 자연스럽게 팔자 주름이 깊어지고, 이는 다
시 입꼬리를 아래로 당겨 전체적으로 우울해 보이는 인상을 만듭
니다. 50대 여성분이 눈 밑 지방만 제거하는 수술을 고집하셨는
데, 수술 후 눈 밑은 확실히 개선되었지만, 오히려 전체적인 얼굴

이 더 피곤해 보이는 결과가 나왔습니다. 왜 그랬을까요? 눈 밑 지방만 제거하니 중안면부와의 경계가 더 뚜렷해지고, 상대적으로 볼과 턱의 처짐이 더 두드러졌기 때문입니다.

20대의 얼굴이 아름다운 이유는 단순히 주름이 없어서가 아니라, 얼굴 전체의 볼륨 분포와 비율이 조화롭기 때문입니다. 마찬가지로 30대의 몸매가 매력적인 이유는 특정 부위가 날씬해서가 아니라, 전체적인 실루엣의 균형감때문입니다. 진정한 안티에이징은 오케스트라를 지휘하는 것과 같습니다. 각 악기가 제소리를 내더라도, 전체적인 하모니가 맞지 않으면 듣기 좋은 음악이 될 수 없습니다. 이런 철학을 '통합적 안티에이징'이라고 부릅니다.

특히 한국 여성은 소위 '동안 콤플렉스'가 강해서, 특정 부위에 과도하게 집중하는 경향이 있습니다. 눈을 키우고 필러로 애굣살을 만들고 턱을 깎아 뾰족하게 다듬는 식의 접근은 종종 전체적인 조화보다 부분적인 변화에만 집중하게 되어 오히려 어색한 결과로 이어지곤 합니다. 어떤 분은 눈만 너무 커서 아래 얼굴과 불균형해 보이고, 또 어떤 분은 필러로 턱선만 날카롭게 만들어서 오히려 나이 들어 보이기도 합니다. 그렇다면 어떻게 접근해야 할까요?

첫째, 항상 '전체 맥락'에서 노화를 평가해야 합니다. 눈가 주름이 신경 쓰인다면, 그것이 눈썹의 위치, 광대의 볼륨, 심지어 턱선과 어떻게 연결되어 있는지 종합적으로 바라봐야 합니다.

둘째, 시술의 '순서와 조합'이 중요합니다. 처진 볼을 개선하기 위해 리프팅을 계획한다면, 턱선의 지방도 함께 관리해야 더 자연스러운 결과를 얻을 수 있습니다. 얼굴의 위쪽만 젊어지고 아래쪽은 그대로라면 어색해 보일 수밖에 없기 때문입니다.

저는 항상 '얼굴 지도'를 그리며 상담을 시작합니다. 각 부위의 노화 정도를 평가하고, 어떤 부분이 서로 영향을 주고받는지 분석한 뒤, 가장 자연스럽고 조화로운 개선 계획을 세우기 위해서입니다. 실제로 리프팅 수술 단독보다는 이중턱 개선과 함께할 때 만족도가 훨씬 높았고, 지방분해 주사도 복부만 시술하기보다 허벅지나 팔의 라인까지 함께 개선했을 때 환자분들의 만족도가 극대화되었습니다.

거울에 비친 자신의 모습이 마음에 들지 않을 때, 우리는 흔히 '가장 눈에 띄는 부분'에만 집중하게 됩니다. 하지만 진짜 문제는 그 부분이 아니라 '전체의 불균형'일 때가 많습니다. 주름 하나, 처짐 하나에 집착하기보다는, 그것이 전체 인상에 어떤 영향을 미치는지 생각해 보시기 바랍니다.

— 얼굴-바디 균형의 중요성

안티에이징을 접근할 때 가장 흔히 저지르는 실수가 바로 '부분적 사고'입니다. 얼굴에 주름이 생기면 얼굴만, 뱃살이 나오면 배만, 팔뚝 살이 늘어지면 팔만 보게 됩니다. 하지만 우리 몸은 하나의 유기체입니다. 모든 부분이 서로 연결되어 있고 영향을 미치고 있습니다. 그래서 진정한 안티에이징은 전체적인 관점에서 접근해야 합니다. 얼굴과 몸의 노화가 서로 다른 속도와 양상으로 진행되는 이유를 구체적으로 살펴보면 다음과 같습니다.

<표2. 얼굴과 몸의 노화 양상 차이>

구분	얼굴	몸	전략적 시사점
노출 환경	자외선, 미세먼지, 온도 변화 등 외부 자극에 항시 노출	의복으로 가려져 있어 외부 자극은 상대적으로 적음	얼굴은 빠르게 노화, 몸은 느리게 변화 → 시기 차 고려 필요
사용 빈도	표정, 말하기 등으로 근육 사용 빈도 높음	상대적으로 근육 사용은 적지만 중력 영향 큼	얼굴은 표정 주름 발생, 몸은 처짐 진행 → 양상 차이 고려 필요
피부 구조	피부층이 얇아 미세한 변화도 즉시 드러남	피부층이 두껍고 변화가 서서히 진행됨	얼굴은 조기 노화 인식, 몸은 지연 인식 → 균형 잡힌 계획 수립 필요
대표적 노화 징후	눈가 주름, 팔자 주름, 턱선 무너짐	복부 지방, 팔뚝 처짐, 힙 라인 변화 등 체형 변화	전체적인 이미지 비대칭 초래 → 부위별 연계 치료 필요
진단·관리 시점	상대적으로 이른 시기에 치료 개시	변화가 누적된 뒤 늦게 인지하고 치료 시작	시점 차이 보완 위한 단계적 안티에이징 계획 수립 필요
균형 접근의 필요성	얼굴만 젊어지면 다른 부위 노화가 더 두드러짐	몸만 관리하면 얼굴 노화가 시선을 끎	조화가 핵심 → '부분'이 아닌 '전체'로 접근해야 자연스러운 젊음 가능

얼굴과 몸의 노화 속도가 다르다는 점을 이해하는 것이 통합적 접근의 첫걸음입니다. 이런 서로 다른 노화 패턴 때문에 자연스럽게 얼굴과 몸 사이에 나이 차이가 벌어지게 됩니다. 통합적 안티에이징은 이런 불균형을 미리 예상하고 전체적인 조화를 맞춰가

는 전략적 접근법입니다.

가장 흔하게 보는 불균형 사례들을 보면 통합적 접근의 필요성이 더욱 명확해집니다. 보톡스, 필러, 리프팅으로 20대 얼굴을 만들었는데 목은 여전히 주름지고 손등은 혈관이 도드라져 보이는 경우가 대표적입니다. 반대로 꾸준한 운동으로 몸매는 완벽하게 유지하고 있는데 얼굴만 나이에 맞게 늙어가는 분들도 있습니다. 이런 경우들을 보면 한 부위의 완벽함이 오히려 다른 부위의 노화를 더 부각하는 역효과를 낸다는 것을 알 수 있으며, 진정한 젊음은 완벽한 한 부위가 아니라 조화로운 전체에서 나오는 것입니다.

통합적 안티에이징의 핵심 전략 중 하나는 '연결부위 우선 원칙'입니다. 얼굴과 목, 목과 어깨, 손목과 손등처럼 서로 다른 영역이 만나는 연결부위가 전체적인 조화를 결정하는 핵심 포인트입니다. 목 관리가 특히 중요한 이유도 여기에 있습니다. 목은 얼굴과 몸을 연결하는 다리 역할을 하는데, 여기가 끊어져 보이면 아무리 얼굴이나 몸이 완벽해도 전체적인 조화가 깨져버립니다. 실제로 목 관리만 잘해도 얼굴이 훨씬 젊어 보이는 효과가 있습니다.

시각적 비례와 균형도 통합적 접근에서 반드시 고려해야 할 요소입니다. 얼굴이 작아지면 상대적으로 어깨가 넓어 보이고, 몸이 슬림해지면 얼굴이 둥글어 보일 수 있습니다. 이런 시각적 효과들을 미리 계산해서 치료 계획을 세워야 합니다. 예를 들어 얼굴 윤곽 수술을 받을 분이라면 바디라인도 함께 고려해 보는 것이 좋습니다. 반대로 다이어트나 바디 컨투어링을 계획하고 있다면 얼굴 볼륨도 함께 생각해 봐야 합니다. 이런 전체적인 시각에서 접근해야 자연스럽고 조화로운 결과를 얻을 수 있습니다.

통합적 접근에서는 '단계적 균형 맞추기'가 정말 중요합니다. 한 번에 모든 것을 완벽하게 만들려고 하면 오히려 부자연스러워질 수 있습니다. 대신 전체적인 그림을 그려놓고 우선순위를 정해서 단계적으로 접근하는 것입니다. 예를 들어 첫 단계에서는 가장 문제가 되는 부위를 개선하고, 두 번째 단계에서는 연결부위를 자연스럽게 만들고, 세 번째 단계에서는 전체적인 밸런스를 다듬는 방식으로 말입니다. 이렇게 하면 각 단계마다 자연스러운 개선을 경험할 수 있고, 최종적으로는 조화로운 전체를 완성할 수 있습니다.

통합적 안티에이징은 단순히 여러 부위를 함께 관리하는 것이 아니라, 전체를 하나의 시스템으로 보고 접근하는 철학적 관점의 변화입니다. 부분의 합이 전체가 되는 것이 아니라, 전체의 조화가 각 부분을 더욱 아름답게 만드는 것입니다. 이런 관점에서 안티에이징을 접근할 때 비로소 진정한 젊음과 아름다움을 얻을 수 있습니다.

— 비수술적 방법과 수술적 방법의 조화

"원장님, 수술 없이는 정말 안 될까요?" 이 질문을 정말 자주 받습니다. 반대로 "수술하면 확실히 달라지죠?"라고 묻는 분들도 있습니다. 사실 이런 이분법적 사고가 가장 큰 문제라고 생각합니다. 비수술과 수술 중 하나만 선택해야 한다고 생각하시는 분들이 많은데, 실제로는 둘을 적절히 조합했을 때 가장 자연스럽고 만족스러운 결과를 얻을 수 있습니다.

비수술적 방법과 수술적 방법은 각각 고유한 장단점이 있습니다. 비수술적 방법의 가장 큰 장점은 일상 복귀가 빠르다는 것입니다. 보톡스나 필러, 레이저 시술 같은 경우 시술 받고 바로 직장에 갈 수 있을 정도로 회복이 빠릅니다. 또한 점진적인 개선이 가능해서 주변 사람들로부터 '뭔가 좋아졌는데 뭘 했는지 모르겠다.'는 반응을 받을 수 있습니다. 비용도 상대적으로 부담이 적고, 시술에 대한 심리적 거부감도 덜합니다. 하지만 효과가 일시적이어서 지속적인 관리가 필요하고, 심한 처짐이나 구조적인 문제는 근본적으로 해결하기 어렵습니다. 또한 장기적으로 보면 비용이 더 많이 들 수도 있습니다.

수술적 방법은 정반대의 특성을 가지고 있습니다. 한 번의 수술로 드라마틱한 변화를 만들어낼 수 있고, 효과가 오래 지속됩니다. 심한 처짐이나 구조적인 문제도 근본적으로 해결할 수 있습니다. 특히 나이가 많이 들어서 비수술로는 한계가 있는 경우에는 수술이 더 효과적일 수 있습니다. 하지만 회복 기간이 필요하고, 수술에 대한 부담감이나 합병증 위험도 고려해야 합니다. 또한 한 번 수술하면 되돌리기 어렵다는 점도 신중하게 생각해야 할 부분입니다.

그런데 환자분들을 치료하면서 가장 만족도가 높았던 케이스들을 살펴보면, 대부분 이 두 가지를 적절히 조합한 경우였습니다. 예를 들어 미니거상 수술로 전체적인 윤곽을 잡아준 다음, 보톡스나 필러로 세부적인 부분을 다듬어주는 방식입니다. 또는 지방분해 주사로 전체적인 볼륨을 줄인 후, 리프팅 수술로 남은 피부를 정리해 주는 경우도 있습니다. 이렇게 하면 수술의 효과는 극대화하면서도 회복 기간은 최소화할 수 있습니다.

타이밍도 매우 중요합니다. 어떤 시술을 언제 받느냐에 따라 결과가 완전히 달라질 수 있습니다. 예를 들어 리프팅 수술을 받기 전에 레이저 치료로 피부 상태를 개선해 놓으면 수술 후 회복도 빠르고 결과도 더 좋아집니다. 반대로 수술 후 일정 기간이 지난 다음에 보톡스나 필러로 마무리 터치를 해주면 더욱 자연스러운 결과를 만들 수 있습니다. 이런 타이밍을 맞추려면 전체적인 치료 계획을 미리 세워두는 것이 중요합니다.

개인차도 고려해야 할 중요한 요소입니다. 어떤 분은 비수술적 방법에 잘 반응하고, 어떤 분은 수술적 방법이 더 효과적일 수 있습니다. 피부 타입, 나이, 생활 패턴, 회복 능력 등을 종합적으로 고려해서 개인에게 맞는 조합을 찾아야 합니다. 예를 들어 피부가 얇고 민감한 분은 강한 레이저보다는 비교적 강도가 약한 시술을 여러 번 받는 것이 좋고, 회복 시간을 많이 낼 수 없는 분은 작은 수술들을 여러 번에 나눠서 받는 것이 효과적일 수 있습니다.

수술만으로는 기계적이고 인위적인 느낌이 날 수 있고, 비수술 만으로는 한계가 있을 수 있는데, 둘을 적절히 조합하면 훨씬 자연스럽고 조화로운 결과를 만들어낼 수 있습니다. 예를 들어 실리 프팅으로 전체적인 윤곽을 잡아준 다음 보톡스로 표정근육의 주름을 잡아주고, 필러로 볼륨을 보충해 주면 마치 원래 그랬던 것처럼 자연스러운 얼굴을 만들 수 있습니다.

유지 관리 측면에서도 수술과 비수술의 조합은 효과적입니다. 수술로 기본적인 구조를 잡아놓으면, 이후 비수술적 방법으로 유지 관리하기가 훨씬 쉬워집니다. 반대로 비수술적 방법으로 꾸준히 관리해 온 분들은 나중에 수술받을 때도 회복이 빠르고 결과가 더 좋은 경우가 많습니다. 이렇게 서로 상승효과를 만들어내는 것이 핵심입니다. 중요한 것은 '어떤 방법이 더 우수한가'가 아니라

'환자분에게 현재 가장 적합한 것이 무엇인가'입니다.

― 개인 맞춤형 안티에이징 전략 설계

개인 맞춤형 전략을 수립하는 첫 번째 단계는 포괄적인 진단과 평가입니다. 환자분이 내원하시면 단순히 주호소 증상만 듣지 않고, 전체적인 얼굴과 신체의 노화 상태를 체계적으로 분석합니다. 피부의 탄력도와 두께, 주름의 깊이와 방향성, 볼륨 손실 정도, 근육의 긴장도, 지방 분포 패턴까지 꼼꼼히 확인합니다. 또한 과거 병력, 복용 중인 약물, 알레르기 반응, 이전 시술 경험 등도 자세히 파악합니다. 예를 들어 혈액 응고에 영향을 주는 약물을 복용 중인 분은 시술 전후 특별한 주의가 필요하고, 켈로이드 체질인 분은 절개를 최소화하는 방향으로 치료 계획을 수정해야 합니다.

생활 패턴과 환경 요인 분석도 마찬가지로 중요합니다. 직업적 특성, 운동 습관, 수면 패턴, 스트레스 수준, 자외선 노출 정도 등을 상세히 파악합니다. 이런 요소들이 노화 진행에 직접적인 영향을 미치고, 시술 후 회복 속도와 효과 지속성에도 큰 영향을 주기 때문입니다. 야외 활동이 많은 골프 강사분과 실내에서 컴퓨터 작업을 주로 하는 사무직 분은 완전히 다른 노화 패턴을 보입니다. 전자는 자외선으로 인한 광노화와 색소침착이 주요 문제이고, 후자는 디지털 기기 사용으로 인한 목주름과 안면 근육 불균형이 주된 고민이 됩니다. 환자분의 기대치와 목표를 정확히 파악하는 것도 중요한데, 의학적으로 동일한 상태라 해도 어떤 분은 자연스러운 개선을 원하시고, 어떤 분은 드라마틱한 변화를 기대합니다.

개인별 노화 패턴 분석과 체질적 특성 평가는 특히 핵심적인 부분입니다. 사람마다 노화가 진행되는 양상이 현저히 다르고, 같은 시술을 받아도 개인마다 반응이 천차만별입니다. 어떤 분은 주름이 먼저 나타나고, 어떤 분은 탄력 저하나 처짐이 주된 문제가 되고, 또 다른 분은 색소침착이나 모공 확대가 가장 큰 고민이 되기도 합니다. 부기나 멍의 정도, 회복 속도, 시술에 대한 민감도도 모두 다르기 때문에 이런 개인차를 미리 파악하고 대비하면 부작용을 최소화하고 치료 만족도를 높일 수 있습니다. 유전적으로 콜라겐 손실이 빠른 가족력이 있는 분은 젊은 나이부터 콜라겐 합성 치료에 집중하고, 조기에 예방적 리프팅 수술을 고려해 볼 수 있습니다.

현실적 고려 사항들과 우선순위 설정도 치료 계획 수립에 큰 영향을 미칩니다. 환자분의 경제적 상황, 시간적 여유, 직업적 특성 등을 종합적으로 고려해야 합니다. 이때, 모든 문제를 동시에 해결하려고 하면 오히려 부작용이 생기거나 만족스럽지 못한 결과가 나올 수 있습니다. 회복 시간을 많이 낼 수 없는 직업을 가진 분에게는 다운타임이 적은 시술들을 단계적으로 조합하는 방법을 제안하고, 예산이 제한적인 경우에는 우선순위를 정해서 가장 효과적인 치료에 집중하는 전략을 세웁니다. 심한 색소침착이 있는 경우 먼저 색소 치료를 진행하고, 그다음에 주름이나 처짐 개선하는 것이 의학적으로도 현명한 접근입니다.

장기적 관리 계획과 라이프스타일과의 조화도 개인 맞춤형 접근의 중요한 부분입니다. 안티에이징은 일회성 치료가 아니라 지속적인 관리 과정이므로 현재 필요한 치료뿐만 아니라 5년, 10년 후를 내다본 장기 계획도 함께 세웁니다. 아무리 우수한 치료를 받아도 일상생활에서의 관리가 뒷받침되지 않으면 효과가 오래가지 않기 때문에 환자분의 생활 패턴에 맞는 현실적인 관리 방법을 제안합니다. 바쁜 직장인분에게는 간단하면서도 효과적인 홈케어 루틴을, 시간 여유가 있는 분에게는 보다 세심한 관리 프로토콜을 권하는 방식으로 접근합니다.

지속적인 모니터링과 피드백 시스템을 통해 개인 맞춤형 전략을 완성합니다. 아무리 완벽한 계획을 세워도 실제 시행 과정에서는 예상과 다른 결과가 나올 수 있기 때문에 정기적인 추적 관찰을 통해 치료 효과를 평가합니다. 환자분의 만족도와 새로운 니즈 변화를 파악한 후 지속해서 치료 계획을 업데이트해 나갑니다. 개인 맞춤형 안티에이징 전략의 본질은 표준화된 프로토콜을 일괄 적용하는 것이 아니라, 각 환자분의 고유한 특성과 상황, 목표에 맞는 완전히 개별화된 솔루션을 설계하는 것입니다. 이런 접근법을 통해서만 진정으로 만족스럽고 지속 가능한 안티에이징 효과를 달성할 수 있습니다.

제2부

얼굴의 젊음
- 미니거상술의 세계

PART 1
안면 노화와 거상술의 발전

― 얼굴 노화의 단계별 특징

노화는 참 교묘합니다. 어느 날 갑자기 찾아오는 것이 아니라, 한밤중에 내리는 눈처럼 조용히, 그러나 끊임없이 쌓이는 변화입니다. 보이지 않는 깊은 층에서부터 서서히, 단계적으로 일어나는 변화의 연속입니다. 한 환자분이 10년 전 사진을 들고 오셨습니다. "원장님, 저 어떻게 이렇게 변한 건가요? 매일 거울을 보는데도 몰랐어요." 이해가 됩니다. 얼굴은 뼈, 근육, 지방, 피부층이 유기적으로 연결된 복잡한 구조이기 때문에, 각 층에서 발생하는 작은 변화들이 하나둘 쌓이다 보면 어느새 '노화된 인상'으로 드러나게 됩니다.

20대는 얼굴 노화의 '잠복기'라고 할 수 있습니다. 겉으로는 아무런 변화가 보이지 않지만, 사실 25세부터 콜라겐 생산량이 매년 1%씩 감소하기 시작합니다. 이 시기의 피부는 여전히 탄탄하고 매끄럽지만, 자세히 보면 미세한 변화들이 나타나기 시작합니다.

41

하지만 대부분의 분들은 이런 변화를 노화로 인식하지 못합니다.

30대에 들어서면서 노화의 신호들이 좀 더 명확해집니다. 가장 먼저 나타나는 변화는 눈가 주름입니다. 표정을 짓지 않을 때도 희미하게 보이는 눈가 주름이 생기기 시작하고, 눈 밑도 조금씩 꺼져 보이기 시작합니다. 이마에도 가로 주름이 생기기 시작하고, 미간 주름도 점점 깊어집니다. 피부 톤도 20대만큼 균일하지 않게 되고, 모공이 조금씩 눈에 띄기 시작합니다. 하지만 아직은 화장으로 충분히 커버할 수 있는 수준이라 많은 분이 '아직 괜찮다'고 생각하십니다. 이 시기에 중요한 것은 예방적 관리를 시작하는 것입니다. 보톡스나 가벼운 레이저 시술 같은 것들로 노화 진행을 늦출 수 있는 골든타임입니다.

40대는 얼굴 노화가 본격화되는 시기입니다. 특히 여성의 경우 호르몬 변화가 시작되면서 피부에 급격한 변화가 일어납니다. 콜라겐과 엘라스틴의 감소로 피부 탄력이 눈에 띄게 떨어지고, 처짐이 시작됩니다. 팔자 주름이 뚜렷해지고, 입꼬리 주름도 생기기 시작합니다. 볼살이 아래로 처지면서 턱선이 무너지기 시작하고, 이중턱도 나타날 수 있습니다. 목주름도 이 시기부터 본격적으로 생기기 시작합니다. 피부 톤도 전반적으로 칙칙해지고, 기미나 색소 침착이 늘어납니다. 이 시기에 많은 분들이 '갑자기 늙었다'고 느끼시는데, 사실은 그동안 서서히 진행되던 변화들이 한꺼번에 눈에 보이게 된 것입니다.

50대에는 노화 징후들이 더욱 뚜렷해집니다. 중력의 영향으로 얼굴 전체가 아래로 처지는 현상이 두드러지게 나타납니다. 볼살이 완전히 아래로 내려와서 불독살이라고 부르는 턱라인이 생기고, 목과 턱의 경계가 모호해집니다. 눈꺼풀도 처져서 시야가 좁아지는 분들도 있습니다. 입술도 얇아지고 입꼬리가 아래로 처지면서 인상이 다소 무거워 보일 수 있습니다. 피부 자체도 얇아지고 건조해지면서 세밀한 주름들이 전체적으로 늘어납니다. 하지만 이 시기에도 적절한 치료를 받으면 상당한 개선이 가능합니다. 오히려 변화가 뚜렷한 만큼 치료 효과도 더 드라마틱하게 나타날 수 있습니다.

60대 이후에는 노화가 더욱 진행되지만, 흥미롭게도 이 시기에 오시는 환자분들은 오히려 더 적극적이고 긍정적인 경우가 많습니다. '나이는 못 속이지만 건강하고 아름답게 늙고 싶다'는 마음가짐을 가진 분들이 많습니다. 이 시기의 노화는 뼈 자체의 흡수로 인한 얼굴 윤곽 변화도 포함됩니다. 젊을 때 도톰했던 턱이 뾰족해지고, 전체적으로 얼굴이 길어 보이는 현상도 나타납니다. 하지만 적절한 시술과 관리로 연령에 어울리는 자연스러운 아름다움을 만들어갈 수 있습니다.

이런 단계별 변화를 이해하는 것이 왜 중요할까요? 바로 예방과 치료의 최적 시점을 알 수 있기 때문입니다. 예를 들어 30대에 보톡스를 시작하면 주름이 깊어지는 것을 예방할 수 있고, 40대 초반에 실리프팅 같은 시술을 받으면 처짐이 심해지기 전에 미리 관리할 수 있습니다. 50대에는 좀 더 적극적인 시술이나 수술적 치료를 고려해 볼 수 있습니다. 하지만 정말 중요한 것은 개인차가 매우 크다는 것입니다. 같은 나이라도 생활 습관, 유전적 요인, 환경적 요인에 따라 노화 양상이 완전히 달라질 수 있습니다. 그래서 단순히 나이만으로 판단하지 말고, 개인의 실제 노화 상태를 정확히 파악하는 것이 중요합니다.

최근에는 젊은 나이에도 노화를 걱정하는 분들이 늘어나고 있습니다. 스마트폰이나 컴퓨터 사용으로 인한 목주름, 대기오염으로 인한 피부 노화, 스트레스로 인한 조기 노화 등이 그 원인입니다. 이런 현대적 노화 요인들도 고려해서 관리 계획을 세워야 합니다. 얼굴 노화의 단계별 특징을 이해한다는 것은, 자신이 현재 어느 단계에 있는지 정확히 파악하고 앞으로 어떤 변화가 예상되는지 예측해서 적절한 대비책을 세우는 것입니다.

━ 안면거상술의 역사와 발전

안면거상술의 시초는 1900년대 초반으로 거슬러 올라갑니다. 1901년 독일의 외과 의사 오이겐 홀렌더(Eugen Hollander)가 최초로 안면거상술을 시도했다고 기록되어 있습니다. 당시에는 단순히 귀 앞쪽 피부를 절개해서 여분의 피부를 제거하는 정도였습니다. 지금 생각해 보면 정말 원시적인 방법이었습니다. 마치 옷을 줄이듯이 피부만 당겨서 꿰매는 수준이었습니다. 하지만 그 시대로서는 혁신적인 시도였고, 1차 대전 이후에는 전쟁으로 안면 외상을 입은 군인들을 치료하면서 기술이 조금씩 발전하기 시작했습니다. 이때는 미용 목적보다는 재건 목적이 더 컸지만, 안면 해부학에 대한 이해가 깊어지는 계기가 되었습니다.

1920년대부터 1940년대까지는 '피부 당김술'의 시대였습니다. 이 시기의 안면거상술은 말 그대로 피부만 당겨서 여분을 제거하는 방식이었습니다. 절개선도 헤어라인을 따라 크게 만들어서 흉터가 많이 남았고, 효과도 일시적이었습니다. 하지만 이 시기에 중요한 발견이 하나 있었습니다. 바로 피부만 당기면 부자연스러운 결과가 나온다는 것이었습니다. 이 문제를 해결하기 위한 노력이 다음 발전 단계의 원동력이 되었습니다.

1950년대부터 1960년대는 안면거상술 역사에서 중요한 전환점이었습니다. 이 시기에 의사들은 피부뿐만 아니라 그 아래 조직들도 함께 다뤄야 한다는 것을 깨닫기 시작했습니다. 특히 1968년 Skoog가 발표한 복합적 안면거상술은 혁신적이었습니다. 피부와 근육을 하나의 단위로 보고 함께 이동시키는 개념이었습니다. 이때부터 안면거상술이 단순한 피부 성형에서 벗어나 좀 더 근본적인 치료로 발전하기 시작했습니다. 하지만 아직은 기술적 한계가 많았고, 합병증도 적지 않았습니다.

1970년대는 SMAS 개념이 도입된 획기적인 시기입니다. 프랑스의 성형외과 의사 미오(Miot)가 1976년 SMAS층의 존재를 밝혀내면서 안면거상술은 완전히 새로운 차원으로 발전했습니다. SMAS란 피부 아래에 있는 근육과 근막으로 이루어진 층을 말하는데, 이 층을 함께 거상해야 자연스럽고 오래가는 결과를 얻을 수 있다는 것이 밝혀진 것입니다. 겉으로 보이는 피부만 고치는 것이 아니라, 그 아래 구조부터 제대로 잡아야 한다는 개념이 확립된 것이었습니다.

1980년대부터 1990년대는 '개인 맞춤형 수술'의 시대였습니다. 개인별로 다른 노화 패턴을 보인다는 것을 인식하기 시작했습니다. 어떤 사람은 볼 처짐이 심하고, 어떤 사람은 목 부위 노화가 주된 문제라는 식으로 말입니다. 그래서 이 시기에는 다양한 변형 술식들이 개발되었습니다. 심부 평면 안면거상술(Deep plane facelift), 복합적 안면거상술(Composite facelift) 등이 이때 나온 개념들입니다. 또한 내시경 기술이 도입되면서 최소 침습 수술의 길도 열렸습니다.

2000년대에 들어서면서 안면거상술은 또 다른 큰 변화를 맞았습니다. 바로 '볼륨'의 개념이 강조되기 시작한 것입니다. 그전까지는 처진 것을 당기는 것에만 집중했다면, 이제는 나이가 들면서 줄어든 볼륨을 보충하는 것도 중요하다는 인식이 생겼습니다. 지방이식이나 필러 같은 볼륨 치료가 안면거상술과 함께 시행되기 시작했습니다. 또한 이 시기에 실리프팅 같은 비수술적 리프팅 방법들도 크게 발전했습니다. '수술 효과를 수술 없이'라는 개념이 등장한 것입니다.

2010년대는 '자연스러움'이 키워드였습니다. 과거처럼 확실히 당긴 티가 나는 결과보다는, 마치 시간을 되돌린 것처럼 자연스러운 결과를 추구하게 되었습니다. 이를 위해 수술 기법도 더욱 정교해졌고, 회복 기간도 단축되었습니다. 또한 줄기세포를 이용한 재생 치료, 레이저를 이용한 피부 개선 등 다양한 보조 치료들이 안면거상술과 결합되기 시작했습니다.

현재 2020년대에는 '개인 맞춤형 통합 치료'가 트렌드입니다. 단순히 안면거상술만 하는 것이 아니라, 개개인의 특성에 맞춰 수술적 방법과 비수술적 방법을 적절히 조합하는 것입니다. 또한 AI와 3D 이미징 기술을 활용해서 수술 전 결과를 미리 시뮬레이션해 볼 수 있게 되었고, 더욱 정밀한 수술 계획을 세울 수 있게 되었습니다.

이런 발전 과정을 거치면서 안면거상술의 합병증도 현저히 줄어들었습니다. 초기에는 안면신경 손상이나 심한 흉터, 부자연스러운 외모 등이 큰 문제였지만, 지금은 이런 합병증들이 거의 사라졌습니다. 수술 시간도 과거에는 6~8시간이 걸렸다면, 지금은 2~3시간이면 충분합니다. 회복 기간도 예전에는 몇 달이 걸렸지만, 지금은 2~3주면 일상생활이 가능합니다.

— 한국에서의 안면거상술 트렌드

"한국 성형외과 기술은 정말 독특하네요." 2024년 서울에서 열린 국제학회에서 만난 프랑스 성형외과 의사가 한 말입니다. 절개를 최소화하면서도 자연스러운 결과를 만들어내는 한국의 기법에 감탄하더군요. 한국의 안면거상술이 단순히 서구 기술을 모방한 것이 아니라, 한국인의 해부학적 특성과 미적 기준, 그리고 사회문화적 환경에 맞춰 독자적으로 발전해 온 고유한 영역이 되고 있는 것입니다. 한국 안면거상술의 발전 과정을 시대별로 정리하면 다음과 같습니다.

<표3. 한국 안면거상술의 발전 과정>

1990년대 후반 (도입기)	2000년대 중반 (발전기)	2010년대 (성숙기)	2020년대 (혁신기)
서구 기술 도입	한국형 미니 리프팅	K-뷰티 한류	지속가능한 아름다움
미국/유럽 기법 학습 한국인 해부학적 차이 발견	"티가 나면 안 된다" 빠른 회복 기법 개발	강남스타일 이후 세계적 인정 및 확산 의료관광 급격한 증가	예방적 관점 확산 통합 치료와 AI활용
· 해외 연수 중심 · 시행착오 경험	· 최소 절개 기법 · 독자 술식 정립	· 3D CT, 시뮬레이션 · 맞춤형 진단	· 예방적 시술 · 복합 통합치료

1990년대 후반 한국의 안면거상술은 이제 막 걸음마를 떼는 단계였습니다. 서양인과 한국인의 얼굴 해부학적 구조가 다르다 보니 같은 술식을 적용해도 결과가 기대만큼 나오지 않는 경우가 많았습니다. 서양인은 깊고 입체적인 얼굴 구조라 큰 변화를 줘도 자연스럽게 보이는 반면, 한국인은 상대적으로 평면적이고 섬세한 얼굴 구조라 같은 정도의 거상을 하면 부자연스러워 보이는 경우가 있었습니다.

2000년대 중반부터는 한국형 미니 리프팅이 본격적으로 발전하기 시작했습니다. 성형수술에 대한 사회적 시선이 보수적이었고, 직장 문화상 장기간 휴가를 내기 어려운 환경이었기 때문에 빠른 회복이 가능한 수술에 대한 니즈가 컸습니다.

2010년대는 과거처럼 '확실히 바뀐 모습'보다는 '원래 그랬던 것처럼 자연스러운 모습'을 선호하게 되었으며, 이는 한국 사회 전반의 미적 기준이 세련되어진 결과라고 할 수 있습니다. 이 시기 한국을 찾는 의료관광이 급격히 늘어났으며, 동남아시아, 중국, 러시아, 중동 지역에서 오는 환자분들이 공통적으로 원하는 것은 '한국 연예인 같은 얼굴'이었습니다. 갸름한 V라인, 작고 정교한 턱, 자연스러운 동안 효과 등 한국적 미의 기준이 국제적으로도 인정받게 된 것입니다. 2010년대 후반부터는 '누구누구처럼 해달라'는 요청보다는 '내 얼굴에 가장 어울리는 모습으로 만들어달라'는 요청이 늘어나면서 개인 맞춤형 트렌드가 강화되었습니다.

최근 2020년대에 들어서면서는 몇 가지 새로운 트렌드들이 나타나고 있습니다. 첫째는 30대 후반이나 40대 초반에 미니 리프팅을 받아서 노화 진행 속도를 늦추는 개념인 '예방적 안면거상술'의 확산이고, 둘째는 안면거상술과 지방이식, 보톡스, 필러 등을 복합적으로 받아서 종합적인 개선을 추구하는 통합적 치료 접근법입니다.

한국 안면거상술의 독특한 특징 중 하나는 시술의 세분화입니다. 서구에서는 전체적인 안면거상술을 의미하는데, 한국에서는 부위별로 세분화된 다양한 시술들이 발달했습니다. 최근에는 '지속 가능한 아름다움'이라는 새로운 개념도 등장하고 있습니다. 단순히 당장의 개선만을 추구하는 것이 아니라, 장기적으로 자연스럽게 나이 들어갈 수 있는 방향의 시술을 선호하는 것입니다.

─ 현대 안면거상술의 기술적 진보

"20년 전 제가 레지던트였을 때와 지금은 완전히 다른 세상입니다." 얼마 전 후배 의사에게 한 말인데, 정말 그렇습니다. 처음 성형외과 수련을 시작했을 때만 해도 안면거상술은 큰 절개, 긴 수술 시간, 오랜 회복 기간이 당연한 것이었습니다. 그런데 지금은 하루 만에 퇴원하고, 일주일 후면 일상 복귀가 가능한 시대가 되었습니다. 이런 변화가 하루아침에 일어난 것은 아닙니다. 지난 20년간 눈부신 기술적 진보가 있었기 때문입니다.

수술 도구와 기법의 혁신적 발전이 가장 눈에 띄는 변화입니다. 과거에는 메스와 가위, 그리고 기본적인 전기소작기가 전부였는데, 지금은 초음파 메스인 하모닉 스칼펠이 도입되면서 출혈을 최소화하면서도 정밀한 절개가 가능해졌습니다. 이 도구는 초음파 진동을 이용해서 조직을 절개하는데, 기존의 전기소작기보다 주변 조직 손상이 훨씬 적어서 수술 후 부종이나 멍이 현저히 줄어들었습니다.

내시경의 도입도 혁명적이었습니다. 특히 이마거상술에서는 과거 귀에서 귀까지 큰 절개를 해야 했던 것이 이제는 헤어라인에 작은 구멍 몇 개만 내면 됩니다. 수술용 레이저 기술도 마찬가지로 CO2 레이저나 Er:YAG 레이저를 이용하면 기존의 메스보다 훨씬 정밀한 절개가 가능하고, 동시에 지혈 효과까지 있어서 특히 눈꺼풀 같은 섬세한 부위 수술에서 그 장점이 확연히 드러납니다.

최소 침습 수술과 비수술적 치료법의 발전은 환자분들에게 가장 큰 변화를 가져다주었습니다. 과거의 안면거상술은 큰 절개와 광범위한 박리가 필요했는데, 이제는 훨씬 작은 절개로도 같은 효과를 낼 수 있게 되었습니다. 미니 리프팅, 실리프팅 등 다양한 기법들이 개발되면서 환자분들의 선택 폭이 크게 넓어졌습니다.

특히 실리프팅은 정말 혁신적인데, 특수 제작된 실을 이용해서 절개 없이도 상당한 리프팅 효과를 낼 수 있습니다. 여기에 RF(고주파), HIFU(고강도 초음파), 레이저 등을 이용한 비침습적 리프팅 장비들까지 더해지면서 수술을 원하지 않는 환자분들에게도 좋은 대안이 생겼습니다. 이런 장비들은 피부 표면에 손상을 주지 않으면서도 깊은 층의 조직을 자극해서 콜라겐 재생을 유도할 수 있습니다.

3D 이미징과 맞춤형 수술 계획의 도입은 수술의 정확성을 혁신적으로 높였습니다. 수술 전에 3D CT를 촬영해서 환자분의 얼굴 구조를 정밀하게 분석하고, 컴퓨터 시뮬레이션을 통해 수술 결과를 예측해볼 수 있게 되었습니다. 어느 부위를 얼마나 거상해야 하는지, 어떤 방향으로 당겨야 하는지를 수술 전에 정확히 계산할

수 있게 된 것입니다. 환자분들께 수술 결과를 미리 보여드릴 수 있어서 의사소통에도 큰 도움이 됩니다.

과거에는 표준화된 술식을 대부분의 환자분에게 적용했다면, 이 제는 개인의 해부학적 특성, 노화 양상, 기대치 등을 종합적으로 고려한 완전 맞춤형 수술이 가능해졌습니다. AI와 빅데이터를 활용한 수술 계획 도구들도 개발되고 있어서 더욱 정확한 예측과 계획이 가능해지고 있습니다.

재생의학의 접목과 수술 후 관리 시스템의 발전도 현대 안면거상술의 중요한 특징입니다. 줄기세포나 성장인자를 이용한 치료가 안면거상술과 결합하면서, 단순히 처진 조직을 당기는 것을 넘어서 조직 자체의 재생을 유도할 수 있게 되었습니다. PRP나 줄기세포 치료를 함께 시행하면 회복도 빠르고 결과도 더 자연스러워집니다.

수술 후 관리도 혁신적으로 발전했는데, LED 치료, 산소 치료, 냉각 치료 등을 통해 부종과 멍을 빠르게 가라앉힐 수 있고, 특수 개발된 압박복이나 마스크로 치유 과정을 최적화할 수 있습니다. 통증 관리 기법도 크게 발전해서 거의 무통에 가까운 회복이 가능해졌고, 봉합 재료의 발전으로 흡수성 봉합사나 피부 접착제(더마본드)를 사용해서 환자분들의 불편함도 크게 줄어들었습니다.

이런 모든 기술적 진보가 모여서 현대의 안면거상술을 만들어 냈습니다. 결과적으로 환자분들은 더 안전하고, 더 자연스럽고, 더 빠른 회복이 가능한 수술을 받을 수 있게 되었습니다. 로봇 수술도 서서히 도입되고 있고, 미래에는 더 많은 혁신적 기술이 등장할 것으로 예상됩니다.

PART 2
미니거상술의 혁신

━ 미니거상술의 개념과 기존 안면거상술과의 차이점

"원장님, 리프팅수술은 받고 싶은데 큰 수술은 부담스러워요."
40대 초반 환자분들께서 가장 많이 하시는 말씀입니다. 얼굴의 변
화는 느끼지만 전체적인 안면거상술까지는 망설여지시는 것이 당
연합니다. 이런 분들에게 미니거상술은 정말 좋은 대안이 될 수
있습니다.

미니거상술은 '선택적이고 정밀한 리프팅'이라고 표현할 수 있
습니다. 기존의 안면거상술이 얼굴 전체를 광범위하게 절개하여
전면적인 거상을 시행하는 방식이라면, 미니거상술은 문제가 되
는 특정 부위만을 표적으로 하여 최소한의 절개로 시행하는 술식
입니다. 절개 범위부터 현저한 차이를 보이는데, 전통적인 안면거
상술이 귀 앞쪽에서 귀 뒤쪽, 때로는 헤어라인까지 이어지는 긴
절개선이 필요하지만, 미니거상술은 귀 앞쪽 3~4cm 정도의 절개
만으로도 충분한 효과를 얻을 수 있습니다. 수술 시간도 전통적인

방법이 4~6시간 소요되는 것에 비해 1~2시간 정도면 완료됩니다. 이는 마취 시간 단축과 회복 기간 감소로 이어집니다.

'미니'라는 표현 때문에 효과까지 제한적일 것이라고 오해하시는 분들이 있는데, 전혀 그렇지 않습니다. 실제 임상 사례를 들어보면, 42세 여성 환자분이 중안면부의 볼살 처짐으로 내원하셨는데, 전체적으로는 노화가 심하지 않았지만 볼 부위만 점진적으로 하강하면서 초기 팔자 주름이 형성되기 시작한 상태였습니다. 이런 경우 전체 안면거상술을 시행하면 오히려 과교정의 위험이 있어서, 미니거상술로 중안면부만을 선택적으로 거상한 결과 매우 자연스럽게 5~10년 정도의 회춘 효과를 얻을 수 있었습니다. 주변 분들로부터도 '무언가 좋아졌는데 정확히 무엇을 했는지 알 수 없다'는 반응을 받으셨다고 합니다.

회복 과정에서의 차이점도 환자분들께 매우 중요한 부분입니다. 기존 안면거상술 후에는 보통 2~3주 정도의 사회생활 제약이 불가피했지만, 미니거상술은 대부분 일주일 정도면 화장으로도 충분히 자연스러운 외모를 연출할 수 있습니다. 경제적 측면에서도 수술 시간이 짧고 회복 기간이 단축되어 전체적인 비용 부담이 줄어들게 됩니다. 또한 30대 후반이나 40대 초반에 미니거상술을 받으시고, 향후 필요에 따라 추가적인 시술을 단계적으로 받으시는 방식으로 점진적인 안티에이징 관리가 가능하다는 것도 큰 장점입니다.

물론 한계점도 명확히 말씀드려야겠습니다. 중증도 이상의 처짐이나 목 부위까지 포함된 광범위한 노화가 진행된 경우에는 미니거상술만으로는 충분한 개선이 어려울 수 있습니다. 또한 수술 규모가 작다고 해서 누구나 쉽게 할 수 있는 시술은 아닙니다. 오히려 제한된 절개를 통해 최대한의 효과를 얻어야 하므로 더욱 정밀한 기술과 풍부한 경험이 요구됩니다.

결론적으로 미니거상술과 기존 안면거상술의 차이는 단순한 규모의 차이가 아니라 치료 철학의 차이라고 할 수 있습니다. 각자에게 가장 적합한 치료법이 곧 최선의 선택이며, 정확한 진단을 바탕으로 한 올바른 치료 선택이 가장 중요합니다.

— 미니거상술의 과학적 원리

"미니거상술이 어떻게 작은 절개만으로도 그런 효과를 낼 수 있나요?" 작은 절개로 큰 효과를 낸다니, 환자분들 입장에서는 당연히 궁금하실 수밖에 없습니다. 하지만 미니거상술에는 분명한 과학적 원리가 있습니다. 이를 이해하시면 왜 이 수술이 효과적인지, 그리고 어떤 경우에 적합한지 더 잘 아실 수 있을 것입니다.

많은 분이 노화를 단순히 '피부가 늘어져서 생기는 것'이라고 생각하시는데, 실제로는 훨씬 복잡한 과정입니다. 우리 얼굴에는 피부 아래에 SMAS라는 층이 있습니다. Superficial Musculo-Aponeurotic System의 줄임말인데, 쉽게 말하면 얼굴의 근육과 근막이 연결된 층이라고 보시면 됩니다. 마치 얼굴 전체를 감싸고 있는 얇은 망 같은 것입니다. 젊을 때는 이 SMAS층이 탄탄하게 얼굴을 지지해 주는데, 나이가 들면서 이 층이 약해지고 늘어지면서 얼굴 전체가 아래로 처지게 되는 것입니다.

<그림1. SMAS층과 피부 구조>

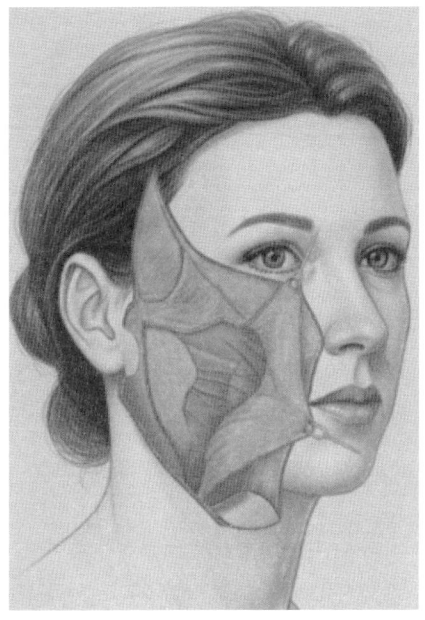

그렇다면 미니거상술은 어떻게 이 문제를 해결할까요? 핵심은 바로 '선택적 거상과 입체적 고정'에 있습니다. 전체 SMAS층을 모두 건드리는 것이 아니라, 가장 문제가 되는 핵심 부위만을 정확히 타겟으로 해서 거상하는 것입니다. 옷이 전체적으로 늘어졌을 때 가장 눈에 띄는 부분만 집어서 당겨주는 것과 비슷하다고 할 수 있습니다. 전체를 다 고치지 않아도 핵심 포인트만 잘 잡으면 전체적인 실루엣이 확연히 달라지는 것처럼 말입니다. 여기서 정말 중요한 것은 '해부학적 이해'입니다. 얼굴에는 여러 개의 지지 구조들이 있는데, 이들이 서로 연결되어 있어서 한 부분을 당기면 연쇄적으로 다른 부분에도 영향을 미치게 됩니다.

구체적으로 어떤 부위를 타겟으로 할까요? 대부분의 경우 중안면부, 즉 볼 부위가 핵심이 됩니다. 나이가 들면서 가장 먼저, 그리고 가장 눈에 띄게 변화가 일어나는 부위가 바로 여기입니다. 젊을 때는 볼의 지방 패드들이 높은 위치에서 얼굴을 통통하게 만들어줍니다. 이때 볼의 가장 높은 지점은 눈 바로 아래쪽에 위치하여 자연스러운 입체감을 연출하는 거죠. 하지만 나이가 들면서 이 지방 패드들이 점차 아래로 처지기 시작합니다. 볼의 최고점이 눈 아래에서 입꼬리 근처까지 내려오면서 팔자 주름이 생기고 턱선이 무너집니다. 미니거상술은 이처럼 처진 지방 패드들을 원래 위치로 끌어올려 고정해 주는 것입니다.

<그림2. 미니거상술을 통한 중안면부 및 턱선의 젊은 라인 복원>

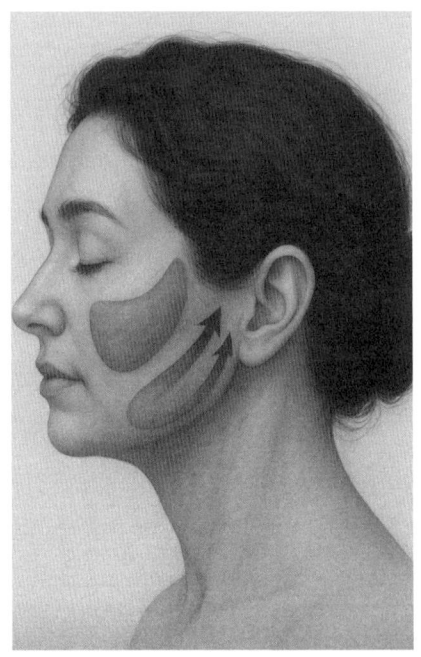

여기서 기술의 핵심이 나옵니다. 단순히 당기기만 하면 안 됩니다. 어떤 방향으로, 얼마나, 어떤 층에서 당길 것인가가 정말 중요합니다. 미니거상술에서는 주로 '벡터 리프팅'이라는 개념을 사용합니다. 이것이 무엇이냐면, 처진 조직을 원래 있던 방향으로 정확히 되돌려주는 것입니다. 그냥 위로만 당기는 것이 아니라, 젊었을 때의 벡터, 즉 방향성을 그대로 재현해 주는 것입니다. 또 하나 중요한 원리는 '최소 침습의 극대화'입니다. 작은 절개만으로도 충분한 효과를 내려면, 수술하는 부위를 정말 정확히 선택해야 합니다.

미니거상술에서 또 중요한 것은 '조직의 보존'입니다. 기존의 큰 수술에서는 광범위한 박리가 필요했는데, 이 과정에서 혈관이나 신경이 손상될 위험이 있었습니다. 하지만 미니거상술은 꼭 필요한 부분만 최소한으로 박리하기 때문에 혈관과 신경을 보존할 수 있습니다. 그래서 부작용도 적고 회복도 빠른 것입니다. '그럼 효과가 오래 갈까요?'라고 궁금하실 텐데, 이는 정말 좋은 질문입니다. 미니거상술의 지속성은 어떻게 고정하느냐에 달려 있습니다. 단순히 피부만 당겨서 꿰매는 것이 아니라, 늘어진 SMAS층을 제대로 고정해 주는 것이 핵심입니다.

미니거상술의 과학적 원리는 '선택과 집중'이라고 할 수 있습니다. 얼굴 노화의 핵심 메커니즘을 정확히 이해하고, 가장 효과적인 포인트만을 선택해서 정밀하게 개선하는 것. 이것이 작은 절개로도 큰 효과를 낼 수 있는 비결입니다. 물론 이를 위해서는 풍부한 경험과 정교한 기술이 필요합니다. 그래서 미니거상술은 결코 '간단한' 수술이 아니라, 오히려 더 높은 수준의 전문성이 요구되는 수술이라고 할 수 있습니다.

― 최소 절개로 최대 효과를 내는 비밀

'최소 절개로 최대 효과를 낸다니, 정말 가능한 일인가요?' 핵심은 바로 '효율성의 극대화'에 있습니다. 전통적인 거상술이 넓은 범위를 모두 다루는 '면적 공략법'이었다면, 미니거상술은 '포인트 공략법'입니다. 고층 건물을 지을 때 모든 기둥을 다 건드리는 것이 아니라, 가장 중요한 구조적 기둥만 보강해도 전체 건물이 튼튼해지는 것과 같은 원리입니다.

얼굴 노화를 자세히 관찰해 보면, 모든 부위가 균등하게 처지는 것이 아니라 특정 부위에서 시작된 변화가 전체로 확산하는 것을 알 수 있습니다. 특히 중안면부, 즉 볼 부위의 변화가 가장 먼저 시작되고 가장 눈에 띄게 나타납니다. 이 '핵심 변화 지점'만 정확히 원래 위치로 되돌려주면, 연쇄적으로 다른 부위들도 자연스럽게 개선되는 것입니다. 볼의 높은 지점이 올라가면 자동으로 팔자주름이 얇아지고, 입꼬리가 올라가고, 턱선이 또렷해집니다. 도미노 효과처럼 하나의 변화가 전체적인 개선을 불러오는 것입니다. 이것은 바로 인체의 놀라운 연결성 때문인데, 얼굴의 근막 층들은 서로 촘촘히 연결되어 있어서 한 부분의 변화가 즉시 다른 부분으로 전달됩니다.

하지만 단순히 위로 당기기만 하면 부자연스러워집니다. 여기서 중요한 것은 '벡터의 이해'입니다. 볼살이 처질 때도 단순히 아래로만 처지는 것이 아니라 비스듬히 안쪽 아래로 이동합니다. 그러니까 거상할 때도 그 반대 방향, 즉 바깥쪽 위로 정확히 당겨줘야 자연스러운 결과를 얻을 수 있습니다. 특히 SMAS층이라고 하는 근막 층은 얼굴 전체를 하나의 네트워크로 연결하고 있습니다. 그래서 핵심 부위 한두 곳만 정확히 거상해줘도 그 효과가 얼굴 전체로 퍼지는 것입니다. 이런 원리를 이용하면 광범위한 박리 없이도 충분한 효과를 낼 수 있습니다. 마치 복강경 수술처럼, 정확한 지점에 최소한의 통로만 만들어서 최대한의 효과를 내는 '최적화된 접근법'이 가능한 것입니다.

이렇게 최소한의 접근만으로 수술하면 주변 조직의 손상이 최소화되고, 그만큼 회복도 빠르고 부작용도 줄어듭니다. 기존 수술에서는 광범위한 박리 과정에서 혈관이나 신경이 손상될 위험이 있었지만, 미니거상술은 최소한의 박리만으로 진행되기 때문에 중요한 구조물들을 그대로 보존할 수 있습니다. 혈액순환이 잘 유지되니까 회복도 빠르고, 신경 손상 위험도 현저히 줄어듭니다. 결국 '조직의 보존'이 빠른 회복과 안전성을 동시에 보장하는 것입니다.

그런데 여기서 중요한 것은 '정밀하고 정확한 수술 시행'입니다. 작은 절개로 큰 효과를 내려면 그만큼 더 정확해야 합니다. 몇 밀리미터의 차이가 결과를 좌우할 수 있습니다. 그래서 미니거상술은 오히려 더 높은 수준의 기술력과 경험이 요구됩니다. 미세수술과 같은 정밀함이 필요한 것입니다. 모든 사람의 얼굴 구조가 다르기 때문에, 뼈의 구조, 근육의 발달 정도, 지방의 분포, 피부의 두께와 탄성 등을 모두 고려해서 가장 효과적인 포인트를 찾아야 합니다.

아무리 정확한 위치에서 거상을 해도 제대로 고정되지 않으면 원래대로 돌아갑니다. 미니거상술에서는 SMAS층을 튼튼하게 고정해서 장기적인 효과를 보장합니다. 이때 피부에는 장력이 거의 가해지지 않기 때문에 흉터도 최소화되고 자연스러운 결과를 얻을 수 있습니다.

미니거상술이 모든 경우에 적용될 수 있는 것은 아닙니다. 노화의 정도, 피부의 탄성, 뼈 구조 등을 종합적으로 고려해서 결정해야 합니다. 일반적으로 30대 후반에서 50대 초반까지, 그리고 중등도 정도의 처짐이 있는 경우에 가장 효과적입니다. 이 시기에는 아직 조직의 탄성이 어느 정도 남아 있어서 작은 개선만으로도 큰 변화를 만들어낼 수 있습니다. 너무 젊거나 너무 노화가 진행된 경우에는 다른 방법이 더 적합할 수 있습니다.

마지막으로, 기술의 발전도 빼놓을 수 없는 요소입니다. 수술 도구의 정밀화, 봉합 기술의 발달, 마취 방법의 개선 등이 모두 합쳐져서 최소 절개 최대 효과를 가능하게 만들었습니다. 특히 내시경 기술의 도입으로 더욱 정확한 시야 확보가 가능해졌고, 이는 곧 더 정밀한 수술로 이어졌습니다.

최근에는 '하이브리드 기법'들도 많이 개발되고 있습니다. 여러 가지 방법을 조합해서 각각의 장점을 살리고 단점을 보완하는 방식입니다. 예를 들어 SMAS 리프팅과 실리프팅을 병행하거나, 중안면부 리프팅에 지방 이식을 추가하는 경우가 있습니다. HIFU(고강도 초음파)나 RF(고주파), 레이저 같은 비수술적 방법과 결합하기도 합니다. 이런 복합적 접근법은 더욱 자연스럽고 지속적인 결과를 만들어낼 수 있지만, 그만큼 경험과 노하우가 풍부한 의사의 판단이 중요합니다.

이런 수술을 선택할 때 고려해야 할 요소들이 있습니다. 우선 노화의 정도와 위치가 가장 중요합니다. 경미한 처짐이라면 실리프팅으로도 충분할 수 있지만, 중등도 이상이라면 SMAS 리프팅이 더 적합할 수 있습니다. 또한 환자분의 나이, 피부 상태, 뼈 구조, 그리고 기대하는 결과의 정도도 모두 고려해야 합니다. 회복 기간이나 비용, 그리고 개인의 라이프스타일도 중요한 선택 기준이 됩니다.

또한 같은 수술이라도 의사의 숙련도나 접근 방식에 따라 결과가 달라질 수 있습니다. 예를 들어 SMAS 리프팅 하나만 해도 절개 위치, 박리 범위, 거상 방향, 고정 방법 등에서 미세한 차이들이 있을 수 있으며, 이런 세부적인 차이들이 모여서 최종 결과의 자연스러움과 지속성을 좌우하게 됩니다.

미니거상술의 '최소 절개 최대 효과'는 마술이 아니라 과학입니다. 얼굴 노화의 메커니즘을 정확히 이해하고, 가장 효율적인 포인트를 찾아내고, 정밀한 기술로 접근하는 것. 이 모든 요소가 조화롭게 결합할 때 비로소 작은 변화로 큰 개선을 만들어낼 수 있는 것입니다.

PART 3
원데이리프팅
- 혁신적인 당일 복귀 시술

— **원데이리프팅의 개념과 탄생 배경**

"리프팅인데 하루 만에 끝난다고요?" "멍도 없고, 통증도 없다고요?" 이런 반응을 정말 자주 받습니다. 처음에는 '원데이리프팅'이라는 이름이 너무 과장된 것 같아서 조심스러웠습니다. 환자분들이 오해할 수도 있겠다는 생각이 들어서입니다. 하지만 실제로 이 시술을 경험해 보신 분들을 보면서 정말 적절한 이름이라는 생각이 들었습니다. 아침에 시술받고 저녁에 자연스럽게 일상으로 돌아가시는 모습을 보면서 '이런 것도 가능하구나' 하는 감탄이 절로 나왔습니다. 물론 완전한 회복까지는 시간이 걸리지만, 일상생활로의 복귀라는 측면에서는 정말 혁신적인 접근법이라고 생각합니다.

기존 리프팅 방법들의 한계를 살펴보면 새로운 접근법이 왜 필요했는지 알 수 있습니다. 전통적인 안면거상술은 효과는 확실하지만 회복 기간이 너무 길었고, 일반적인 미니거상술도 일주일 정도는 사회활동에 제약이 있었습니다. 실리프팅은 회복이 빠르지만 효과 면에서 아쉬움이 있었습니다. 그래서 '수술적 리프팅의 확실한 효과'와 '비수술적 시술의 빠른 회복'을 동시에 만족시킬 수 있는 방법에 대한 요구가 높아졌습니다. 두 마리 토끼를 동시에 잡는 것 같은 어려운 과제였지만, 의료 기술의 발전과 임상 경험의 축적을 통해 점차 그 가능성이 현실화할 수 있었습니다.

기술적인 혁신도 원데이리프팅을 가능하게 한 중요한 요소입니다. 수술 도구의 정밀화, 봉합 기술의 발달, 마취 방법의 개선 등이 모두 합쳐져서 최소 절개 최대 효과를 가능하게 만들었습니다. 특히 내시경 기술의 도입으로 더욱 정확한 시야 확보가 가능해졌고, 이는 곧 더 정밀한 수술로 이어졌습니다. 하지만 이런 기술들을 제대로 활용하려면 상당한 노하우와 경험이 필요합니다.

현대인의 라이프스타일 변화도 원데이리프팅 탄생의 중요한 배경입니다. 과거에는 미용 수술이라고 하면 충분한 시간을 가지고 받는 것이 일반적이었습니다. 하지만 요즘은 모든 것이 빨라졌습니다. 점심시간에 간단한 시술을 받고 오후에 업무를 보는 것이 자연스러워진 시대입니다. 원데이리프팅은 이런 시대적 요구에 부응하는 시술이라고 할 수 있습니다. 실제로 고객이 원하시면 점심시간 리프팅처럼 빠르게 진행하고 퇴근 후 식사도 무리 없이 가능합니다.

환자분 중심의 의료 서비스에 대한 인식 변화도 중요한 배경입니다. 과거에는 의사가 제시하는 방법을 따르는 것이 일반적이었다면, 이제는 환자분의 라이프스타일과 요구사항을 최대한 반영하는 맞춤형 치료가 중요해졌습니다. 원데이리프팅은 바로 이런 패러다임 변화의 산물이라고 할 수 있습니다. '환자분이 원하는 것은 무엇인가?'라는 질문에서 시작해서 '어떻게 하면 그것을 가능하게 할 수 있을까?'를 고민한 결과물입니다.

미용에 대한 인식 변화도 원데이리프팅 탄생에 영향을 미쳤습니다. 예전에는 '확실한 변화'를 추구했다면, 요즘은 '자연스러운 개선'을 선호하는 분들이 많아졌습니다. SNS 시대에 갑작스러운 변화보다는 점진적이고 자연스러운 변화를 원하시는 것입니다. 원데이리프팅은 바로 이런 요구에 부합하는 시술입니다.

― 기존 리프팅과의 핵심 차별점

원데이리프팅은 단지 수술 시간이 짧고 회복이 빠르다는 점만으로 기존 리프팅과 차별화되는 것은 아닙니다. 원데이리프팅은 단순한 기술의 진화가 아닌 패러다임의 전환입니다. 자연 노화 과정을 거스르지 않고 그 메커니즘을 활용하는 방식, 광범위한 절개 대신 정밀한 생체공학적 접근, 장기적인 효과보다 삶의 질을 우선시하는 철학이 기존 리프팅과의 근본적 차이를 만듭니다.

기존의 안면거상술은 보통 광범위한 박리와 절개를 통해 피부층뿐만 아니라 SMAS층, 인대 구조까지 광범위하게 조작하는 방식으로 이루어집니다. 반면 원데이리프팅은 절개를 최소화하고, 필요 부위에만 정밀하게 박리를 시행한 후, 단단한 입체고정을 통해 피부와 SMAS층의 위치를 자연스럽게 되돌리는 방식으로 진행됩니다. 이 차이는 수술 후 나타나는 외형의 자연스러움뿐 아니라, 회복에 소요되는 시간과 환자분의 심리적 부담에도 큰 차이를 만들어냅니다.

또 하나의 본질적인 차이는 수술 디자인 방식에 있습니다. 기존 리프팅은 얼굴 전체를 대대적으로 조작하면서 일정한 리프팅 벡터를 설정하는 경우가 많았던 반면, 원데이리프팅은 철저히 부위별 문제 분석과 맞춤형 디자인에 초점을 둡니다. 예를 들어, 눈 밑 볼살이 늘어지며 중안면이 처진 경우에는 측두부 리프팅을, 턱선이나 하안면부의 처짐이 주로 관찰되는 경우에는 귀밑 미세절개를 중심으로 한 턱선 리프팅을 시행합니다. 이렇게 구체적이고 정밀한 디자인이 가능해진 이유는 수술 범위가 작아지면서 시술의 유연성이 높아졌고, 최신 기기들과 실시간 조직 반응 분석 기술의 도입으로 환자분별 해부학적 특성을 고려한 세부 조절이 가능해졌기 때문입니다.

기존 리프팅과의 또 다른 중요한 차별점은 회복 프로토콜에 대한 접근입니다. 전통적인 수술에서는 절개와 박리의 범위가 넓은 만큼 회복 기간도 2주에서 길게는 4주 이상이 걸리는 경우가 많았습니다. 하지만 원데이리프팅은 시술 당일에도 일상생활이 가능할 정도로 빠른 회복력을 보여줍니다. 이는 단순히 절개 범위를 줄인 덕분만이 아니라, 수술 후 즉시 적용되는 복합 회복 시스템 덕분입니다. 회복을 수동적으로 기다리는 것이 아니라, 적극적으로 돕고 조절하는 접근은 기존 수술과 구별되는 중요한 포인트입니다.

결과의 '느낌'도 다릅니다. 기존 수술은 리프팅 효과가 강한 만큼 얼굴이 지나치게 당겨진 인상, 인위적인 윤곽 변화가 나타날 수 있었던 반면, 원데이리프팅은 보다 자연스럽고 부드러운 결과를 지향합니다. 실제 임상에서도 '거울을 보면 확실히 정리된 느낌은 드는데, 누가 봐도 수술한 티가 나지 않는다'는 피드백이 많습니다. 이는 원데이리프팅이 피부 겉면만 당기는 방식이 아니라, 늘어진 SMAS층을 회복시키면서도 표정근육의 움직임이나 얼굴의 전체 흐름을 고려한 세밀한 조절이 이루어지기 때문입니다.

효과 발현 시점에서도 차이가 있습니다. 기존 수술은 부기가 빠지고 나서야 결과를 확인할 수 있었는데, 원데이리프팅은 즉시 효과를 볼 수 있습니다. 물론 최종 결과까지는 시간이 걸리지만, 기본적인 리프팅 효과는 시술 직후부터 나타납니다. 이런 즉시 효과가 가능한 이유는 정확한 포인트를 타겟팅해서 즉각적인 변화를 만들어내기 때문입니다. 환자분들도 "어? 벌써 달라졌네요?" 하면서 놀라는 경우가 많습니다.

또한 기존 리프팅은 '수술'이라는 점에서 환자분에게 심리적 거리감을 주는 반면, 원데이리프팅은 시술과 일상의 간극을 좁힘으로써 보다 부담 없이 접근할 수 있다는 장점이 있습니다. 시술 전날까지 일상생활을 유지할 수 있고, 시술 당일에도 통증이나 불편함이 적으며, 다음 날 중요한 일정이 있는 경우에도 무리없이 소화가 가능할 정도로 빠른 회복이 가능합니다.

─ 당일 퇴원 및 일상 복귀를 가능하게 하는 과학적 원리

많은 분이 "정말 당일에 집에 갈 수 있습니까?"라고 반신반의하며 물어봅니다. 리프팅이라고 하면 많은 분들이 절개, 회복 기간, 부기, 멍을 떠올리게 됩니다. 하지만 원데이리프팅은 그 모든 것을 최소화한 수술입니다.

수술이라는 것이 아무래도 몸에 상처를 내는 것이니까, 어느 정도 회복 시간은 필요하다고 생각하기 쉽지만, '왜 회복 시간이 오래 걸리는가?'를 근본적으로 분석해 보면 출혈, 부종, 통증 이 세 가지만 제대로 컨트롤할 수 있다면 당일 복귀가 충분히 가능하다는 것을 알 수 있습니다. 실제로 아래와 같은 과학적 원리들이 설계에 적용되어, 단 하루 만에 회복할 수 있는 리프팅이 가능해졌습니다.

<표5. 원데이리프팅의 과학적 원리>

원리	설명	주요 효과 및 장점
입체고정 기법	SMAS 근육층을 해부학적으로 리셋하고, 가장 자연스러운 고정점을 설계하여 입체적인 얼굴라인 완성	• 자연스러운 V라인 연출 • 불필요한 조직 조작 최소화 • 통증과 부기 감소
통증 제로 시스템	국소마취 후 피부 표면이 아닌 안쪽 얼굴 근육층(SMAS층)에서 고정하여 통증과 불편함을 최소화	• 2시간 정도의 짧고 안정된 수술 • 마취가 풀린 후에도 편안한 회복 • 당김이나 표면 자극 거의 없음
정밀 지혈과 최소 손상 원칙	특수 마취제와 혈관 수축 성분 사용, 미세한 혈관까지 정밀 지혈하여 멍과 혈종 최소화	• 조직 손상 최소화 • 멍, 출혈, 염증 억제 • 빠른 회복
부종 억제 메커니즘	냉각 시스템, 부종 억제 약물, 림프 순환 보존을 통해 부종 발생 원인을 차단	• 수술 중 특별한 냉각 시스템으로 조직 온도 유지 • 수술 후 즉시 냉찜질로 부종 최소화 • 쾌적한 회복 과정
빠른 치유 촉진 시스템	생체친화적 봉합사 사용과 성장인자 드레싱 적용으로 염증 억제 및 세포 재생 촉진	• 회복 빠름 • 2~3일 후 화장, 외출 가능 • 간단한 얼음찜질만으로 편안한 관리

이 모든 과학적 원리가 유기적으로 결합하여 당일 복귀를 가능하게 만듭니다. 하나라도 놓치면 전체 시스템이 무너질 수 있어서 정말 세심한 관리가 필요하고, 모든 요소가 완벽하게 조화를 이뤄야 원데이리프팅의 진가가 발휘됩니다.

─ 원데이리프팅의 적합한 대상자와 기대 효과

진료실에서 원데이리프팅 상담하다 보면 "저도 받을 수 있을까요?"라는 질문을 정말 많이 받습니다. 사실 이 질문이 가장 중요한데, 왜냐하면 원데이리프팅이 아무리 좋은 시술이라도 모든 분에게 다 적합한 것은 아니기 때문입니다. 명품 옷도 잘 맞아야 예쁘게 입을 수 있는 것처럼, 원데이리프팅도 적합한 대상자가 있습니다. 잘못 선택하면 기대했던 결과를 얻기 어려울 수 있어서 정확한 진단과 상담이 정말 중요합니다.

가장 이상적인 대상자는 30대~50대 연령대입니다. 이 시기는 노화 징후가 본격적으로 시작되지만 아직 심하게 진행되지 않은 상태입니다. 볼살이 조금씩 처지기 시작하고, 팔자 주름이 생기고, 턱선이 흐려지는 정도의 변화가 나타나는 시기입니다. 이런 초기 변화에 원데이리프팅이 가장 효과적입니다. 감기 초기에 약을 먹으면 쉽게 낫는 것처럼, 노화도 초기에 적절한 개입을 하면 큰 효과를 볼 수 있습니다. 그러나, 너무 젊은 분들은 변화가 미미할 수 있고, 반대로 너무 많이 진행된 경우에는 원데이리프팅만으로는 한계가 있을 수 있습니다. 물론 나이는 절대적인 기준은 아니고, 개인의 노화 정도와 피부 상태를 종합적으로 고려해야 합니다.

피부 탄력이 어느 정도 남아있는 것도 중요한 조건입니다. 원데이리프팅은 기존의 피부 탄력을 활용해서 자연스러운 리프팅 효과를 만들어내는 시술입니다. 피부가 너무 많이 늘어져 있거나 탄력이 전혀 없다면 효과가 제한적일 수 있습니다. 간단한 테스트 방법이 있는데, 볼살을 살짝 위로 올려봤을 때 자연스럽게 유지되면 원데이리프팅에 적합한 편입니다. 만약 바로 떨어지거나 과도하게 여유 피부가 생긴다면 다른 방법을 고려해 봐야 할 수도 있습니다. 또한 피부가 너무 얇거나 혈관이 많이 비치는 분들은 멍이 생기기 쉬울 수 있습니다.

생활 패턴과 직업적 특성도 고려해야 할 요소입니다. 원데이리프팅의 가장 큰 장점이 빠른 일상 복귀인데, 이런 장점을 제대로 활용할 수 있는 분들에게 더 적합합니다. 바쁜 직장인, 사업가, 연예인, 인플루언서 등 장기간 휴식을 취하기 어려운 분들에게는 정말 좋은 선택이 될 수 있습니다. 반대로 충분한 휴식 시간이 있고 더 드라마틱한 변화를 원하시는 분들에게는 기존의 안면거상술이 더 적합할 수도 있습니다. 또한 중요한 행사나 모임이 예정되어 있는 분들에게도 좋은데, 일주일 정도만 여유를 두면 완전히 자연스러운 상태로 참석할 수 있습니다.

건강 상태와 복용 중인 약물도 중요한 고려 사항입니다. 원데이리프팅은 비교적 안전한 시술이지만, 출혈 경향이 있거나 상처 치유가 잘 안되는 질환이 있으시면 신중하게 판단해야 합니다. 당뇨병, 고혈압, 심장질환 등이 있어도 잘 조절되고 있다면 대부분 가능하지만, 사전에 충분한 상담이 필요합니다. 특히 혈액순환 개선제나 항응고제를 복용 중이시면 출혈 위험이 높아질 수 있어서 약물 조정이 필요할 수도 있습니다. 흡연자의 경우에는 상처 치유가 늦어질 수 있어서 금연을 권합니다.

원데이리프팅의 즉시 효과는 정말 놀라운 수준입니다. 시술 직후부터 볼살이 올라간 것을 확인할 수 있고, 팔자 주름이 얕아지는 것도 바로 보입니다. 마치 10년 전 사진을 보는 것 같다고 하시는 분들이 많습니다. 턱선도 더 또렷해지고 전체적으로 얼굴이 작아 보이는 효과도 있습니다. 하지만 이런 즉시 효과가 최종 결과는 아닙니다. 시간이 지나면서 더욱 자연스럽고 안정적인 모습으로 변화합니다.

3~6개월에 걸친 장기 효과도 주목할 만합니다. 시술 직후의 물리적 리프팅 효과를 더해서 콜라겐 재생 효과가 나타나기 시작합니다. 피부가 더 탄탄해지고 탄력이 개선되면서 자연스러운 젊음을 회복하게 됩니다. 많은 환자분이 3개월 후가 더 좋아졌다고 하시는 이유가 바로 이 때문입니다. 또한 표정도 더 밝아 보이는 효과가 있는데, 처진 볼살 때문에 생겼던 피곤하고 우울한 인상이 개선되면서 전체적으로 활기찬 모습이 됩니다.

― 원데이리프팅 노하우와 임상 경험

저는 20년 이상의 성형외과 경력을 바탕으로 원데이리프팅 분야에서 새로운 기술 체계를 구축해 왔습니다. 저의 핵심 철학은 '해부학적 정확성과 개인 맞춤형 수술'로, 2025년 현재까지 5,000건 이상의 원데이리프팅 시술을 성공적으로 수행하여 왔습니다.

저의 노하우를 모두 말씀드릴 수는 없지만 '미세 절개-정밀 박리-입체 고정'의 3단계로 체계화되어 있습니다. 단순한 기술적 숙련도를 넘어, 환자분 개개인의 안면 특성을 해부학적 차원에서 재해석하는 과학적 접근에서 비롯됩니다.

가장 중요한 노하우는 바로 '입체 고정 기법'입니다. 기존의 리프팅이 겉에서 잡아당기는 방식이었다면, 원데이리프팅은 얼굴 속의 SMAS근육층을 해부학적으로 정확하게 리셋시켜 주는 원리입니다. 나비처럼 입체적인 얼굴라인을 만들기 위해 리프팅의 방향과 고정점을 정밀하게 설계했고, 그 덕분에 'V라인 완성'이 하루 만에 가능해진 것입니다. 이는 수많은 수술 경험을 통해 가장 자연스럽게 처진 부위를 잡아주는 최적의 고정점을 찾아낸 결과입니다.

통증과 부기를 최소화하는 것도 원데이리프팅의 핵심 노하우입니다. 시술 전 간단한 국소마취를 시행하고, 피부 표면이 아닌 안쪽 얼굴 근육층에서 자연스럽게 고정하기 때문에 겉으로 불편함을 거의 느끼지 않습니다. 수술 시간도 2시간 정도로 짧고, 수술 자체가 굉장히 부드럽게 진행됩니다. 이는 단순한 기법의 문제가 아니라 얼굴에 대한 구조 이해와 오랜 경험이 만들어낸 결과라고 자부합니다.

회복이 빠른 이유는 조직 손상을 최소화했기 때문입니다. 출혈, 멍, 부기를 모두 줄이기 위해 정확하게 필요한 부위만 선택적으로 리프팅하고, 고정에 필요한 가장 강력한 실을 필요한 부위에 확실하게 고정합니다. 시술 직후부터 복잡한 사후관리 없이 간단한 얼음찜질만으로 편하게 생활할 수 있고, 2~3일 후면 화장, 외출, 촬영, 업무 모두 가능합니다.

환자분 선별도 원데이리프팅 성공의 중요한 열쇠입니다. 모든 분에게 다 적용할 수 있는 것은 아닙니다. 적합한 대상은 보통

30~50대 정도의 중등도 처짐이 있는 분들이고, 피부 탄력이 어느 정도 남아있어야 합니다. 또한 환자분의 기대치가 현실적이어야 합니다. '빨리 효과를 보고 싶다'라거나, 완전히 달라지고 싶다'는 분들보다는, 자연스럽게 좀 나아졌으면 좋겠다'는 분들에게서 최고의 결과가 나옵니다.

수술 후 관리에서의 특별한 노하우도 있습니다. 원데이리프팅의 성공은 수술보다 사후관리가 더 중요할 수도 있습니다. 수술 직후 30분간의 집중 관리가 특히 중요한데, 이 시간 동안 냉찜질과 압박을 적절히 해주면 다음 날 상태가 확연히 달라집니다. 또한 환자분께 정확한 관리 방법을 알려드리는 것도 중요합니다. 리프팅은 시간이 지날수록 결과가 좋아지는 수술이기 때문에 수술 직후 모습, 1주 후, 1개월 후, 3개월 후 사진까지 기록하면서 변화 과정을 공유해드리고 있습니다.

지금까지의 임상 경험을 정리해 보면, 성공적인 케이스들에는 몇 가지 공통점이 있었습니다. 적절한 연령대의 환자분들이었고, 현실적인 기대치를 가지고 계셨으며, 수술 후 관리를 잘 따라 해주셨습니다. 가장 기억에 남는 케이스는 50대 초반의 직장 여성분이었습니다. 승진을 앞두고 있는데 사람들 앞에서 자신감이 없어서 고민이라고 하시더군요. 원데이리프팅 후에 정말 달라지신 모습을 보면서 뿌듯했는데, 몇 달 후에 "승진도 됐고, 삶의 질이 확실히 좋아졌다"는 말씀을 해주셨을 때는 정말 감동적이었습니다. 이런 순간들이 있어서 계속 연구하고 발전시켜 나가게 되는 것 같습니다.

PART 4
미니거상술 술기와 장점

━ 수술 부위와 절개 방법의 세부 설명

사실 절개 부위와 방법을 이해하시면 왜 이 수술이 '미니'라고 불리는지, 그리고 왜 흉터 걱정을 덜 하셔도 되는지 알 수 있습니다. 옷을 수선할 때 가장 눈에 안 띄는 곳에 실밥을 숨기는 것처럼, 미니거상술도 자연스러운 주름이나 경계선을 따라 절개선을 만듭니다.

가장 일반적인 절개 부위는 귀 앞쪽입니다. 정확히는 귀 앞 주름, 의학용어로는 Preauricular crease라고 부르는 부분인데, 이곳은 원래 자연스러운 주름이 있는 곳이라 절개선이 거의 보이지 않습니다. 절개 길이는 보통 3~5cm 정도로, 전통적인 안면거상술의 절반도 안 되는 크기입니다. 이 작은 절개만으로도 충분한 시야를 확보할 수 있고, 필요한 부위에 정확하게 접근할 수 있습니다. 열쇠 구멍으로 방 전체를 들여다보는 것처럼, 작은 구멍이지만 할 일은 다 할 수 있는 것입니다.

절개선의 디자인이 정말 중요한데, 단순히 일직선으로 자르는 것이 아니라 귀의 자연스러운 윤곽을 따라 곡선으로 만듭니다. 귀 연골의 모양이나 개인별 해부학적 특징을 모두 고려해서 가장 자연스러운 선을 그리는 데, 어떤 경우에는 약간 S자 곡선을 그리기도 하고, 때로는 귓볼 뒤쪽까지 살짝 연장하기도 합니다. 이런 세심한 디자인 덕분에 수술 후 몇 달이 지나면 절개선을 찾기가 어려울 정도가 됩니다.

헤어라인을 이용하는 방법도 있습니다. 특히 이마나 눈썹 부위의 거상이 필요한 경우에 많이 사용하는데, 머리카락 경계선 바로 안쪽에 1~2cm 정도의 작은 절개를 만드는 것입니다. 머리카락이 자라면서 자연스럽게 가려지기 때문에 흉터가 전혀 보이지 않습니다.

절개 깊이도 중요한 포인트입니다. 피부 두께나 조직 특성을 고려해서 단계별로 접근하는데, 처음에는 피부층만 조심스럽게 절개하고, 그다음에 피하 지방층, 마지막으로 SMAS층까지 순차적으로 들어가게 됩니다. 양파 껍질을 한 겹씩 벗기듯이 말입니다. 각 층마다 혈관이나 신경의 위치가 다르기 때문에, 이런 단계적 접근이 안전성을 크게 높여줍니다.

실제 수술 과정에서는 절개선을 따라 조심스럽게 박리를 진행합니다. 여기서 '박리'라는 것은 조직들 사이의 자연스러운 경계면을 따라 분리하는 것입니다. 마치 책장을 넘기듯이 한 층씩 분리하는 과정입니다. 무작정 찢거나 자르는 것이 아니라, 해부학적 구조를 정확히 이해하고 가장 안전한 경로를 따라 진행합니다. 이 과정에서 중요한 혈관이나 신경들은 모두 보존하면서 작업해야 합니다.

절개 부위의 봉합도 일반적인 수술과는 다른 특별한 기법을 사용합니다. 단순히 실로 꿰매는 것이 아니라, 층별로 다른 방법을 적용합니다. 깊은 층은 강도가 강한 실로 봉합해서 장기적인 지지력을 확보하고, 피부층은 매우 가는 실을 사용해서 흉터를 최소화합니다. 고급 양복을 수선할 때처럼 정교하고 섬세한 작업이 필요한 것입니다. 수술 도구도 일반적인 수술과는 매우 다릅니다. 작은 절개창을 통해 작업해야 하기 때문에 모든 기구가 더 작고 정밀합니다. 마이크로 가위, 미세 집게, 특수 설계된 견인기 등을 사용합니다.

절개 부위 선택에서 가장 중요한 것은 개인별 맞춤화입니다. 똑같은 미니거상술이라도 환자분의 얼굴 형태, 노화 패턴, 심지어 헤어스타일까지 고려해서 최적의 절개 위치를 결정해야 합니다. 예를 들어 머리를 항상 올리시는 분이라면 헤어라인 절개는 피하는 것이 좋겠습니다. 안경을 자주 착용하시는 분이라면 귀 앞쪽 절개 위치를 조금 조정해야 할 수도 있습니다. 이런 세심한 배려가 결국 만족도를 높이는 핵심입니다.

보통 3~6개월 정도 지나면 절개선이 거의 보이지 않을 정도로 흐려집니다. 1년 후에는 정말 자세히 보지 않으면 찾기 어려울 정도가 됩니다. 미니거상술의 절개 방법은 '최소한의 접근으로 최대한의 효과'라는 철학을 그대로 보여주는 부분입니다. 작지만 정확한 절개, 자연스러운 위치 선택, 정교한 봉합 기법이 모두 합쳐져서 흉터 걱정 없는 자연스러운 결과를 만들어내는 것입니다.

━ 회복 기간과 효과 지속성

미니거상술을 고려하시는 분들에게 회복 기간은 수술 결과만큼이나 중요한 관심사입니다. 직장에 복귀해야 하고, 사람들을 만나야 하고, 일상을 유지해야 하는 데 얼마나 오래 '수술 티'가 날지 궁금하실 수밖에 없습니다.

다행히 미니거상술은 전통적인 안면거상술에 비해 회복이 훨씬 빠릅니다. 개인차는 있지만 평균적인 회복 과정을 알아두시면 계획을 세우는 데 도움이 될 것입니다. 다음은 수술 직후부터 완전한 회복까지의 단계별 과정을 정리한 것입니다.

<표6. 미니거상술 후 단계별 회복 과정>

회복 시기	회복 상태	가능한 활동 및 관리법
수술 당일	약간의 부기와 멍 발생, 생각보다 심하지 않은 상태	충분한 휴식 + 냉찜질, 무리한 활동 금지
2~3일 차	부기의 피크, 이후 점차 가라앉음	안정 취하기 + 냉찜질 지속, 금주·금연, 자외선 차단
1주일	실밥 제거 시점	세안 가능 + 화장으로 부분 커버, 선크림 사용 시작
2주 차	부기 거의 사라짐, 화장으로 가림 가능	일상 복귀 가능 + 직장 복귀
1개월	거의 정상적 외모 회복	정상 생활 가능
3개월	최종 결과 확인, 자연스러움 회복	모든 활동 정상
6개월	완전한 회복	제한 없음

위 표에서 알 수 있듯 미니거상술의 회복 과정은 비교적 예측 가능하고 빠른 편입니다. 하지만 회복 속도는 나이, 피부 상태, 전반적인 건강 상태에 따라 달라지고, 수술 후 관리 방법도 큰 영향을 미칩니다. 처음 2~3일간의 냉찜질, 적절한 휴식, 금주, 금연, 그리고 특히 자외선 차단이 정말 중요합니다.

단기 회복뿐만 아니라 장기적인 효과 지속성과 관리도 중요한 고려사항입니다. 미니거상술의 효과가 얼마나 오래 지속되는지, 그리고 그 효과를 최대한 오래 유지하기 위해서는 어떤 관리가 필요한지 알아보겠습니다.

<표7. 미니거상술 효과의 지속성과 관리 방법>

구분	내용	영향 요인	관리 방법
지속 기간	• 평균 10년 정도 • 개인차 존재	• 수술 당시 나이 • 개인의 노화 속도 • 생활 습관	• 꾸준한 사후 관리 • 건강한 생활 습관 유지
효과 변화 양상	• 서서히 자연스럽게 사라짐 • 갑작스러운 변화 없음 • 자연스러운 노화 과정 따름	• 개인의 피부 상태 • 전반적인 건강 상태 • 환경적 요인	• 정기적인 상태 확인 • 적절한 시기에 보완 시술
효과 연장법	• HIFU, RF, 레이저 등 병행 • 정기적인 스킨케어 • 선크림, 보습 관리	• 자외선 차단 정도 • 금연, 금주 여부 • 규칙적인 운동	• 일상적인 자외선 차단 • 금연, 규칙적 운동 • 보조 시술 적절히 활용
재수술 가능성	• 비교적 쉬운 편 • 조직 손상 적어 안전 • 첫 수술보다 더 나은 결과 가능	• 첫 수술의 범위 • 조직 회복 상태 • 전반적 건강 상태	• 적절한 간격 유지 (보통 10년) • 정기적 상담을 통한 시기 결정

미니거상술의 회복과 지속성은 '현실적인 기대'를 갖는 것이 중요합니다. 마법처럼 하룻밤에 젊어지는 것은 아니지만, 비교적 빠른 회복과 자연스러운 결과를 얻을 수 있습니다. 그리고 영구적이지는 않지만, 충분히 만족할 만한 기간 동안 효과를 누릴 수 있습니다. 무엇보다 꾸준한 관리와 건강한 생활 습관이 수술 효과를 최대한 오래 유지하는 비결이라는 것을 잊지 마십시오.

— 미니거상술만의 독특한 장점

미니거상술이 인기를 끄는 이유는 단순히 '작다'는 것 때문만이 아닙니다. 전통적인 안면거상술과 비교했을 때 미니거상술만이 가지고 있는 독특한 장점들이 있습니다. 스마트폰이 단순히 전화기의 작은 버전이 아니라 완전히 다른 개념인 것처럼, 미니거상술도 그냥 축소된 수술이 아니라 새로운 패러다임을 제시하는 것이라고 할 수 있습니다. 이런 차별화된 장점들 때문에 많은 분들이 미니거상술을 선택하고 계십니다.

가장 눈에 띄는 장점은 바로 '자연스러움의 극대화'와 '개인 맞춤화'입니다. 전통적인 안면거상술은 아무래도 광범위한 거상을 하다 보니 간혹 부자연스러운 결과가 나올 수 있었는데, 미니거상술은 핵심 부위만 정교하게 개선하기 때문에 훨씬 자연스러운 모습을 유지할 수 있습니다. 포토샵으로 사진을 과도하게 보정하면 어색해 보이는 것처럼, 너무 많은 변화보다는 적절한 개선이 더 아름다운 결과를 만들어내는 것입니다. 사람들이 '뭔가 젊어 보이는데 뭘 했는지 모르겠다'고 하는 것이 바로 이런 자연스러운 효과 때문입니다. 또한 큰 수술은 어느 정도 정형화된 과정을 따라야 하지만, 미니거상술은 개인의 상태와 요구에 따라 훨씬 유연하게 접근할 수 있습니다. 어떤 분은 볼 부위에만 집중하고, 어떤 분은 턱선에 포커스를 맞추는 식으로 말입니다.

현실적인 관점에서 가장 매력적인 장점은 사회생활에 미치는 영향이 최소화된다는 점과 심리적 부담감이 현저히 낮다는 것입니다. 전통적인 수술은 회복 기간이 길어서 장기간 사회활동을 중단해야 했지만, 미니거상술은 일주일 정도의 휴식만으로도 일상생활이 가능합니다. 금요일에 수술받고 다음 주 월요일부터 직장에 복귀할 수 있다는 것은 정말 매력적인 장점입니다. 심지어 화장으로 어느 정도 커버가 가능해서 동료들도 눈치채지 못하는 경우가 많습니다. 동시에 큰 수술에 대한 두려움이나 부작용에 대한 걱정이 상대적으로 적어서, 수술을 결정하는 것부터 받는 과정까지 모든 면에서 스트레스가 덜합니다. 이런 심리적 여유는 수술 결과에도 긍정적인 영향을 미치는 경우가 많습니다.

안전성과 경제성 측면에서도 뚜렷한 장점이 있습니다. 최소한의 절개와 박리로 진행되기 때문에 감염, 신경 손상, 흉터 등의 위험이 대폭 줄어듭니다. 특히 안면 신경 손상 같은 심각한 합병증의 위험은 거의 없다고 봐도 될 정도입니다. 비용 면에서도 전통적인 안면거상술에 비해 상대적으로 합리적인 가격으로 상당한 개선 효과를 얻을 수 있습니다. 물론 절대적인 금액이 저렴하다는 것은 아니지만, 효과 대비 비용을 고려하면 충분히 만족스러운 선택이 될 수 있습니다.

미니거상술만의 독특한 장점 중 하나는 '단계적 노화 관리'와 '예방적 효과'입니다. 전통적인 방법은 한 번에 큰 변화를 주는 것이었다면, 미니거상술은 노화의 진행에 맞춰 단계적으로 관리할 수 있습니다. 40대에 첫 번째 미니거상술을 받고, 50대에 두 번째를 받는 식으로 급격한 변화 없이도 지속해서 젊은 모습을 유지할 수 있습니다. 심한 노화가 진행되기 전에 미리 받으면 노화 진행 자체를 늦출 수 있습니다. 운동을 통해 근력을 유지하는 것처럼, 미니거상술도 얼굴의 지지 구조를 강화해서 앞으로의 노화를 예방하는 효과가 있습니다.

마지막으로, 미니거상술은 다른 시술과의 조합이 매우 용이하고 재수술에 대한 부담도 적습니다. 보톡스, 필러, 레이저 시술 등과 함께 받을 수 있어서 더욱 종합적인 안티에이징 효과를 얻을 수 있습니다. 큰 수술은 다른 시술과의 간격을 충분히 두어야 하지만, 미니거상술은 비교적 자유롭게 다른 치료들과 병행할 수 있습니다. 또한 처음 수술에서 조직 손상이 최소화되었기 때문에 나중에 추가적인 시술이 필요할 때도 안전하게 진행할 수 있고, 심지어 첫 번째보다 더 좋은 결과를 얻는 경우도 많습니다. 이는 장기적인 관점에서 미니거상술을 선택하는 중요한 이유 중 하나가 되고 있습니다.

― 최신 기법과 기술적 혁신

초기의 기술들을 돌이켜 보면 정말 많은 것들이 바뀌었습니다. 특히 미니거상술 분야에서는 정말 놀라운 변화들이 일어나고 있습니다. 새로운 장비의 도입, 개선된 수술 기법, 그리고 전혀 다른 접근 방식까지 더해지면서, 이러한 변화들은 결국 환자분들에게 더 안전하고 만족스러운 결과로 이어지고 있습니다.

영상 기술의 발전이 가져온 변화는 정말 혁명적입니다. 가장 신기한 변화가 바로 초음파를 이용한 수술인데, 예전에는 정말 의사의 손끝 감각과 경험에만 의존해서 수술했습니다. 마치 어둠 속에서 손으로만 더듬어가며 길을 찾는 것 같았습니다. 그런데 이제는 초음파 장비로 실시간으로 조직을 들여다보면서 수술할 수 있습니다. SMAS층이 얼마나 두꺼운지, 혈관이 어디에 있는지 다 보이니까 훨씬 정확하고 안전하게 수술할 수 있게 되었습니다. 내시경 수술도 완전히 달라졌는데, 요즘은 4K 고화질에 3D까지 지원되니까 정말 다른 세상입니다. 심지어 어떤 장비는 AI가 중요한 혈관이나 신경을 자동으로 찾아서 알려주기도 합니다.

레이저의 접목도 미니거상술의 패러다임을 바꾸고 있습니다. 처음에는 '레이저를 안면거상술에 어떻게 쓴다는 것인가? 싶었는데, 써보니까 정말 효과가 달랐습니다. 단순히 처진 조직을 당기는 것만이 아니라 피부 자체의 질을 개선해 주기 때문입니다. 낡은 옷을 수선하는 것과 새 옷감으로 바꿔주는 것의 차이라고 할 수 있습니다. 레이저가 콜라겐 생성을 촉진해서 피부가 스스로 탄력을 회복하도록 도와주는 것입니다. 그래서 수술 효과도 더 오래 지속되고 결과도 더 자연스러워집니다. 다만 모든 환자분에게 다 적용할 수 있는 것은 아니어서, 개별 상담을 통해 적합한지 판단해야 합니다.

재료와 봉합 기술의 혁신도 환자분들이 직접 체감할 수 있는 부분입니다. 봉합하는 방법도 많이 바뀌었는데, 요즘은 바이오 접착제나 스마트 봉합사들이 나와서 정말 신기합니다. 바이오 접착제는 실로 꿰매는 것보다 훨씬 정교하고 자연스럽게 붙여주고, 스마트 봉합사는 상처가 아물어가는 과정에 맞춰서 저절로 조임 정도가 조절됩니다. 덕분에 흉터도 더 미세해지고 회복 속도도 빨라졌습니다.

마취 기술의 발전도 환자분들이 체감하실 수 있는 부분인데, 요즘은 타겟 마취라는 기법으로 정말 필요한 부위에만 정확히 마취 효과를 집중시킬 수 있고, 스마트 진통 시스템이 환자분의 통증 정도를 실시간으로 체크하면서 자동으로 진통제 양을 조절해 줍니다.

디지털 기술의 도입으로 수술 계획과 예측이 완전히 달라졌습니다. 3D 모델링 기술은 정말 혁명적인데, 수술 전에 환자분의 얼굴을 3D로 스캔해서 컴퓨터로 시뮬레이션을 해볼 수 있습니다. '수술하면 어떻게 될지 궁금합니다'라고 하시는 분들께 '이렇게 될 것 같습니다'라고 보여드릴 수 있습니다. 물론 100% 정확하지는 않지만, 대략적인 방향은 미리 확인할 수 있어서 환자분도 더 안심하고 수술을 받으실 수 있습니다. 저도 수술 계획을 세울 때 훨씬 정확하게 할 수 있습니다. 다만 시뮬레이션은 어디까지나 예상이라는 점은 항상 말씀드립니다.

통합적 접근법과 개인화 의료의 구현이 현재 가장 주목받는 트렌드입니다. 가장 재미있는 변화는 여러 가지 방법을 섞어서 쓰는 '하이브리드' 접근법인데, 예를 들어 미니거상술과 실리프팅을 동시에 하거나, HIFU(고강도 초음파) 와 RF(고주파), 레이저를 함께 쓰는 식입니다. 각각의 장점만 가져와서 단점은 보완하는 것입니다.

재생의학을 접목하는 것도 정말 흥미로운 방향입니다. 환자분 자신의 줄기세포나 성장인자를 직접 뽑아서 수술할 때 함께 사용해서 단순히 모양만 바꾸는 것이 아니라 조직 자체를 젊게 만들어 주는 것입니다. 이런 모든 기술적 발전이 가져온 가장 큰 변화는 바로 '개인 맞춤화'이며, 이제는 정말로 한 분 한 분에게 딱 맞는 시술이 가능해졌습니다.

　이 모든 혁신 속에서 가장 중요한 것은 기술과 경험의 조화입니다. 아무리 좋은 기술이 있어도 그것을 제대로 활용할 수 있는 경험과 노하우가 있어야 한다는 것입니다. 기술은 결국 도구일 뿐입니다. 이런 복합 시술은 경험이 정말 중요한데, 어떤 것을 언제, 어떻게 조합할지 판단하는 것이 쉽지 않기 때문입니다. 그래서 환자분들께도 항상 말씀드립니다. 최신 기술만 보지 마시고, 그 기술을 제대로 다룰 줄 아는 의사를 선택하시라고 말입니다. 결국 가장 좋은 결과는 최신 기술과 풍부한 경험이 만났을 때 나오는 것 같습니다.

PART 5
안면거상의 종류와 개인 맞춤 선택법

안면거상술을 고려할 때 가장 먼저 마주하는 선택이 바로 전체 안면거상술과 부분 안면거상술 중 어떤 것을 받을 것인가입니다. 다음 표는 두 수술 방법의 주요 차이점들을 객관적으로 비교한 것입니다.

<표8. 전체 안면거상술과 부분 안면거상술의 차이>

구분	전체 안면거상술	부분 안면거상술
수술 범위	· 이마부터 목까지	· 원하는 특정 부위에만 집중
절개선	· 헤어라인에서 귀 앞쪽을 거쳐 귀 뒤쪽까지 긴 절개선	· 훨씬 짧은 절개선
수술 시간	· 4~6시간	· 1~2시간
마취 방법	· 전신마취 필요	· 국소마취로도 가능
회복 기간	· 2~3주	· 일주일 정도면 일상생활 가능
기대 효과	· 드라마틱한 변화	· 자연스러운 결과

적합한 대상	• 60대 이상 • 심한 처짐이 있는 경우 • 여러 부위가 고르게 처짐	• 30대~50대 초반 • 특정 부위 문제가 두드러지는 경우
비용	• 상당히 높음	• 상대적으로 부담 적음
부작용위험	• 감염, 혈종, 신경 손상 가능성	• 부작용 위험이 상대적으로 낮음
효과 지속성	• 장기간 효과 유지 가능	• 비교적 짧은 간격으로 재수술 필요

　위 표에서 보듯이 두 수술 방법은 각각 뚜렷한 장단점을 가지고 있습니다. 하지만 단순히 객관적 특성만으로는 어떤 수술이 나에게 맞는지 판단하기 어렵습니다. 개인의 상황과 조건에 따라 같은 연령대라도 적합한 수술이 달라질 수 있기 때문입니다. 그렇다면 구체적으로 어떤 기준으로 선택해야 할까요? 다음은 개인별 상황에 따른 선택 가이드입니다.

<표9. 전체 안면거상술과 부분 안면거상술 선택 가이드>

선택 기준	전체 안면거상술 권장	부분 안면거상술 권장
노화 정도와 분포	• 이마, 볼, 턱선, 목 등 여러 부위에 고르게 처짐 • 전반적으로 심한 처짐	• 턱선만 무너진 경우 • 특정 부위 문제가 두드러짐 • 볼 부위만 유독 처짐
연령대	• 50대 후반 이후 • 60대 이상	• 30~50대 초반
피부 상태	• 피부 탄력이 많이 떨어진 경우	• 피부 탄력이 어느 정도 유지 된 경우
라이프스타일	• 충분한 휴식이 가능한 분 • 긴 회복 기간 감당 가능	• 직장생활을 하시는 분 • 긴 회복 기간이 부담스러운 분

기대하는 변화	• 확실한 변화를 원하는 경우 • 드라마틱한 개선 희망	• 자연스러운 변화를 원하는 경우 • 점진적 개선 선호
경제적 고려	• 한 번에 높은 비용 감당 가능 • 장기적 효과 중시	• 상대적으로 부담 적은 비용 선호 • 단계적 투자 계획

　이러한 선택 기준들을 토대로 최근에는 '단계적 접근법'을 선택하는 분들이 늘어나고 있습니다. 처음에는 가장 문제가 되는 부위를 부분 안면거상술로 개선하고, 몇 년 후에 다른 부위를 추가로 하는 방식입니다. 예를 들어 40대에 볼 부위 리프팅을 하고, 50대에 목 부위를 추가로 하는 식입니다. 이렇게 하면 급격한 변화 없이도 지속해서 젊은 모습을 유지할 수 있어서 주변 사람들도 자연스럽게 받아들이고, 시기마다 가장 필요한 부분에 집중할 수 있어서 효율적입니다. 다만 이런 접근법은 장기적인 계획이 필요하고, 의사와의 지속적인 상담이 중요합니다.

　전체 안면거상술과 부분 안면거상술의 선택은 '맞춤형 접근'이 핵심입니다. 같은 나이, 같은 성별이라도 얼굴 구조, 노화 패턴, 라이프스타일이 모두 다르기 때문에 정답이 정해져 있지 않습니다. 개인의 치유 능력이나 흉터, 체질 등도 고려해야 할 요소이며, 충분한 상담과 검사를 통해 개인에게 가장 적합한 방법을 찾는 것이 중요합니다. 결국 가장 좋은 선택은 환자분의 상황과 기대를 종합적으로 고려했을 때 나오는 것입니다.

— SMAS 거상술과 심부 평면 리프팅

전통적인 SMAS 거상술은 근막 층을 직접 잡아당겨서 고정하는 방법입니다. 예전에는 피부만 당겨서 꿰매는 식이었는데, 이제는 그 아래 SMAS층까지 함께 올려주는 것입니다. 텐트를 칠 때를 생각해 보십시오. 겉 천만 잡아당기면 금세 처지지만, 안쪽 골조까지 함께 세우면 훨씬 튼튼합니다. 바로 그런 원리입니다. 이렇게 하면 결과도 훨씬 자연스럽고 오래 지속됩니다. SMAS층을 제대로 거상하면 피부에 가해지는 부담이 줄어들어서 흉터도 덜 생기고, 나중에 다시 처질 가능성도 작아집니다. 하지만 기술적으로는 훨씬 어렵고 시간도 더 오래 걸립니다. 특히 SMAS층 주변에는 중요한 안면신경들이 지나가기 때문에 정말 조심스럽게 접근해야 합니다.

심부 평면 리프팅은 SMAS 거상술보다 한 단계 더 깊이 들어가는 방법입니다. SMAS층 아래에 있는 더 깊은 층까지 박리해서 올려주는 기법인데, 이론적으로는 더 강력하고 지속적인 효과를 기대할 수 있습니다. 특히 심하게 처진 경우나 재수술이 필요한 상황에서는 이 방법이 더 효과적일 수 있습니다. 그런데 당연히 더 깊이 들어가다 보니 수술도 복잡해지고 위험도도 높아집니다. 신경손상 위험이 상대적으로 높고, 회복 기간도 길어질 수 있습니다.

두 방법의 가장 큰 차이는 바로 얼마나 깊이 들어가느냐는 것입니다. SMAS 거상술은 비교적 표면에 가까운 층에서 작업하는 반면, 심부 평면 리프팅은 정말 깊숙이 들어갑니다. 이 차이가 결과에도 영향을 미치는데, 심부 평면 리프팅이 더 드라마틱한 변화를 만들어낼 수 있지만 동시에 부작용 위험도 커집니다. 수술 시간도 더 오래 걸리고, 의사에게 요구되는 전문성도 훨씬 높아집니다.

그렇다면 누구에게 어떤 방법이 적합할까요? SMAS 거상술은 중등도의 처짐이나 일반적인 노화 징후가 있는 분들에게 적합합니다. 40~60대의 대부분 환자분이 여기에 해당합니다. 상대적으로 안전하고 예측 가능한 결과를 얻을 수 있어서 첫 번째 거상술로 많이 선택됩니다. 반면 심부 평면 리프팅은 심하게 처진 경우나 이전에 거상술을 받았지만 효과가 부족했던 경우, 또는 특별히 드라마틱한 변화를 원하는 경우에 고려해 봅니다. 하지만 모든 환자분에게 다 적용할 수 있는 것은 아니어서, 개별적인 평가가 정말 중요합니다. 때로는 환자분이 원하는 것과 의학적으로 적합한 것이 다를 수도 있습니다.

수술 과정에서도 두 방법은 상당한 차이를 보입니다. SMAS 거상술은 비교적 표준화된 과정을 따르지만, 심부 평면 리프팅은 환자분의 해부학적 특성에 따라 접근법을 많이 조정해야 합니다. 출혈이나 부종 정도도 심부 평면 리프팅에서 더 심할 수 있어서, 수술 후 관리도 더 세심하게 해야 합니다. 하지만 제대로만 시행되면 심부 평면 리프팅의 결과는 정말 인상적일 수 있습니다. 특히 중안면부의 볼륨 회복이나 턱선 정의에서는 SMAS 거상술보다 우수한 결과를 보이는 경우가 많습니다. 회복 과정에서도 차이가 나는데, SMAS 거상술은 보통 2주 정도면 사회생활이 가능하지만 심부 평면 리프팅은 3~4주 정도는 잡아야 합니다.

최근에는 이 두 기법이 서로 경쟁하는 관계가 아니라 보완하는 관계로 발전하고 있습니다. 환자분의 상태에 따라 부위별로 다른 방법을 적용하는 것입니다. 예를 들어 턱선은 SMAS 거상술로 다듬고, 볼 부위는 심부 평면 리프팅으로 볼륨을 회복하는 식으로 조합하면 훨씬 좋은 결과를 얻을 수 있습니다. 또한 기술 발전 덕분에 수술 중에 고화질 내시경이나 초음파 장비로 신경 위치를 실시간으로 확인할 수 있게 되어서, 예전보다 훨씬 안전하게 깊은 층까지 접근할 수 있게 되었습니다. 여기에 좋은 고정 재료나 조직 재생을 돕는 치료를 함께하면 결과가 더욱 좋아지고 오래 지속됩니다

━ 내시경 이마거상술의 특징

내시경 이마거상술을 처음 접했을 때의 기억이 납니다. '이런 작은 카메라로 어떻게 수술한다는 것인가?' 싶었습니다. 복강경 수술은 이미 많이 알려져 있었지만, 얼굴에 내시경을 쓴다는 것은 정말 새로운 개념이었습니다. 처음에는 반신반의했는데, 실제로 써보니 정말 혁신적인 방법이었습니다. 특히 흉터를 최소화하면서도 정확한 수술이 가능하다는 점에서 많은 환자분이 관심을 보이고 계십니다. 내시경 이마거상술의 가장 큰 매력은 바로 이 '보이지 않는 흉터'에 있습니다.

내시경 이마거상술의 가장 큰 특징은 절개선을 헤어라인 안쪽에 숨길 수 있다는 점입니다. 기존의 거상술은 귀 앞쪽에 절개선이 생기는데, 아무리 잘 봉합해도 어느 정도는 보일 수밖에 없었습니다. 하지만 내시경 이마거상술은 머리카락 속에 1~2cm 정도의 작은 절개만 만들면 됩니다. 머리카락이 자라나면 완전히 가려져서 정말 찾기 어려울 정도입니다. 남성분들도 면도해도 거의 보이지 않아서 만족도가 높습니다. 마치 비밀 통로를 통해 작업하는 것처럼, 외부에는 흔적을 남기지 않으면서도 내부적으로는 확실한 변화를 만들어낼 수 있습니다. 이런 미용상 장점 때문에 특히

젊은 환자분들이나 사회활동이 활발한 분들이 많이 선택하고 계십니다.

수술 과정을 보면 정말 신기한데, 작은 절개창을 통해 내시경을 넣고 모니터를 보면서 수술을 진행합니다. 직접 눈으로 보는 것보다 오히려 더 선명하고 확대된 화면으로 볼 수 있어서 정밀도가 높습니다. 특히 요즘 나오는 4K 고화질 내시경은 정말 놀라운 수준입니다. 혈관 하나하나까지 선명하게 보입니다. 또한 좁은 공간에서도 자유자재로 움직일 수 있는 특수한 기구들을 사용해서 기존 수술과 같은 효과를 낼 수 있습니다. 처음에는 '이렇게 작은 구멍으로 어떻게 충분한 거상이 가능할까?' 의심스러웠는데, 실제로는 필요한 부위에 정확히 접근할 수 있어서 오히려 더 효율적인 경우가 많습니다. 다만 의사 입장에서는 기존 수술보다 훨씬 높은 집중력과 기술이 필요합니다.

내시경 이마거상술이 특히 효과적인 부위가 있는데, 바로 이마와 눈썹 부위입니다. 이 부분은 원래 절개선을 만들기가 까다로운 곳입니다. 이마에 절개선을 만들면 너무 눈에 띄고, 그렇다고 다른 방법으로는 접근이 어려웠습니다. 하지만 내시경을 사용하면 헤어라인에서 시작해서 이마 전체를 자유롭게 거상할 수 있습니다. 처진 눈썹을 올리고, 이마 주름을 펴고, 전체적으로 상안면부를 젊게 만들 수 있습니다. 눈이 더 또렷해 보이고 이마가 매끄러워지는 효과는 정말 드라마틱합니다. 중안면부나 하안면부에도 적용할 수 있지만, 상안면부에서 가장 빛을 발하는 것 같습니다.

다른 거상술과 비교했을 때 회복 과정도 상당히 다릅니다. 절개 부위가 작다 보니 부기나 멍이 상대적으로 적습니다. 특히 얼굴 앞쪽에는 거의 흔적이 남지 않아서 화장으로 커버하기도 쉽습니다. 보통 일주일 정도면 일상생활이 가능하고, 2주 정도면 거의 완전히 회복됩니다. 하지만 완전한 효과를 보려면 3~6개월 정도는 기다려야 합니다.

내시경 이마거상술의 독특한 점은 시간이 지날수록 결과가 더 좋아진다는 것입니다. 처음에는 '이 정도면 괜찮다' 하다가 몇 달 후에 보면 '어? 더 좋아졌다' 하는 경우가 많습니다. 조직이 안정되면서 추가적인 타이트닝 효과가 나타나는 것입니다.

내시경 이마거상술의 한계도 솔직히 말씀드려야겠습니다. 모든 경우에 적용할 수 있는 것은 아닙니다. 심하게 처진 경우나 피부 탄력이 많이 떨어진 경우에는 효과가 제한적일 수 있습니다. 또한 의사의 숙련도에 따라 결과가 많이 달라집니다. 내시경 이마거상술은 정말 어려운 기술이어서 충분한 경험이 없으면 좋은 결과를 기대하기 어렵습니다. 장비도 비싸고 유지비용도 만만치 않아서 모든 병원에서 할 수 있는 것은 아닙니다. 그래서 내시경 이마거상술을 받으려면 이 분야에 정말 경험이 많은 의사를 찾는 것이 중요합니다. 가격도 일반 거상술보다 높은 편이라서 경제적 부담도 고려해야 합니다.

─ 실리프팅과 비수술적 대안

실리프팅의 가장 큰 장점은 바로 간편함입니다. 수술실이 아닌 시술실에서도 가능하고, 시간도 30분에서 1시간 정도면 충분합니다. 마취도 부분마취로 가능하고, 절개도 거의 없다시피 합니다. 그래서 시술 직후부터 일상생활이 가능합니다. 직장인들이 금요일 저녁에 시술받고 월요일에 출근하는 경우도 많습니다. 이런 편리함 때문에 '런치타임 리프팅'이라고 부르기도 합니다. 하지만 간단하다고 해서 아무나 받을 수 있는 것은 아니고, 역시 전문적인 상담과 진단이 필요합니다.

실리프팅에 사용되는 실의 종류도 정말 다양해졌습니다. PDO 실은 비교적 빨리 녹으면서 콜라겐 생성을 촉진하고, PLLA 실은 더 오래 지속되면서 볼륨 효과도 함께 줍니다. PCL 실은 탄력성이 좋아서 자연스러운 움직임을 유지할 수 있습니다. 환자분의 피부 상태나 원하는 효과에 따라 적절한 실을 선택해야 합니다. 요즘은 여러 종류의 실을 조합해서 사용하는 경우도 많아져서 더욱 개인 맞춤형 시술이 가능해졌습니다.

실리프팅의 효과를 제대로 이해하려면 작용 원리를 알아야 합니다. 실을 피부 속에 넣으면 두 가지 효과가 나타납니다. 첫 번째는 즉시 나타나는 물리적 리프팅 효과입니다. 두 번째는 시간이 지나면서 나타나는 생물학적 효과인데, 실 주변으로 콜라겐이 새로 생성되면서 피부가 탄력을 회복하는 것입니다. 그래서 실리프팅은 즉시 효과도 있지만, 시간이 지날수록 더 좋아지는 경우가 많습니다. 3~6개월 후에 보면 처음보다 더 자연스럽고 탄탄해진 것을 느낄 수 있습니다.

실리프팅 외에 다른 비수술적 대안들은 어떨까요? 가장 대표적인 것이 바로 RF(고주파), HIFU(고강도 초음파) 리프팅입니다. 써마지, 울쎄라 같은 장비를 이용해서 피부 깊숙한 곳까지 열에너지를 전달하는 방법입니다. 열이 콜라겐을 수축시키면서 즉시 타이트닝 효과를 주고, 동시에 새로운 콜라겐 생성도 촉진합니다. 효과는 서서히 나타나서 3~6개월에 걸쳐 점진적으로 좋아집니다. 장점은 정말 자연스럽다는 것입니다. 하지만 극적인 변화를 기대하시면 안 되고, 여러 번 반복해야 하는 경우도 있습니다.

요즘 인기를 끌고 있는 또 다른 대안이 바로 '쁘띠 리프팅'입니다. 보톡스와 필러를 전략적으로 조합해서 리프팅 효과를 내는 방법인데, 정말 섬세한 기술이 필요합니다. 시술 시간은 30분 정도로 짧고, 바로 일상생활이 가능합니다. 효과도 즉시 나타나서 만족도가 높습니다. 하지만 지속 기간이 6개월~ 1년 정도로 짧아서 정기적으로 받아야 한다는 단점이 있습니다.

이런 비수술적 방법들의 공통점은 바로 '점진적 개선'이라는 것입니다. 수술처럼 한 번에 확 바뀌는 것이 아니라 조금씩 자연스럽게 좋아지는 것입니다. 그래서 '아, 뭔가 젊어 보이는데 뭘 했는지 모르겠습니다'라는 반응을 많이 듣습니다. 또한 여러 방법을 조합할 수 있다는 장점도 있습니다. 각각의 장점을 살리면서 단점은 보완할 수 있습니다. 하지만 당연히 수술적 방법보다는 효과나 지속성에 한계가 있습니다.

실리프팅과 비수술적 대안들은 각각 나름의 장점이 있습니다. 어떤 것이 더 좋다기보다는 환자분의 상황에 무엇이 더 적합한가의 문제입니다. 저는 항상 환자분들께 말씀드립니다. "지금 당장 어느 정도의 변화를 원하시고, 얼마나 오래 유지되기를 바라십니까?" 이 질문의 답에 따라 최적의 선택이 달라집니다. 중요한 것은 무리해서 한 번에 모든 것을 해결하려 하지 마시고, 단계적으로 접근하는 것입니다. 그래야 자연스럽고 만족스러운 결과를 얻을 수 있습니다.

— 개인 얼굴형에 맞는 거상술 선택 가이드

진료실에서 환자분들과 상담할 때 많이 듣는 질문 중 하나가 "저는 어떤 거상술이 맞을까요?"입니다. 사실 이 질문에 바로 답하기가 쉽지 않습니다. 왜냐하면 얼굴형만큼 개인차가 큰 것도 없기 때문입니다. 같은 나이, 같은 성별이라도 뼈 구조부터 근육 발달, 지방 분포, 피부 두께까지 모든 것이 다릅니다. 마치 지문처럼 각자 고유한 특성이 있는 것입니다. 그래서 '이 얼굴형에는 무조건 이 수술'이라고 딱 정해진 공식은 없습니다. 하지만 오랜 경험을 통해 보면 어느 정도 패턴은 있습니다.

얼굴형을 크게 나누면 둥근형, 각진 형, 긴 형, 하트형 정도로 분류할 수 있는데, 각각 노화되는 패턴이 조금씩 다릅니다. 둥근 얼굴형의 경우 볼살이 많은 편이어서 젊을 때는 동안으로 보이지만, 나이가 들면서 이 볼살이 아래로 처지면서 사각턱처럼 보이게 되는 경우가 많습니다. 특히 팔자 주름이 깊게 생기고 턱선이 무너지는 것이 주된 고민이 됩니다. 이런 분들에게는 중안면부 리프팅이 특히 효과적입니다. 처진 볼살을 원래 위치로 올려주면 얼굴이 다시 작아 보이고 턱선도 또렷해집니다.

각진 얼굴형은 또 다른 접근이 필요합니다. 원래 뼈가 각져 있다보니 나이가 들면서 더 날카로워 보일 수 있습니다. 특히 광대뼈 부분의 처짐이나 턱선 부근의 변화가 두드러지게 나타납니다. 이런 경우에는 전체적인 소프트함을 주는 것이 중요합니다. SMAS 거상술이나 심부 평면 리프팅이 효과적일 수 있는데, 단순히 당기기만 하는 것이 아니라 볼륨도 함께 고려해야 합니다. 때로는 지방 이식을 병행해서 각진 부분을 부드럽게 만들어주는 것도 좋은 방법입니다.

긴 얼굴형의 분들은 또 다른 고민이 있습니다. 나이가 들면서 얼굴이 더 길어 보이는 경우가 많기 때문입니다. 특히 중안면부가 처지면서 전체적으로 늘어진 느낌이 강해집니다. 이런 경우에는 가로 방향의 볼륨과 리프팅이 동시에 필요합니다. 중안면부 리프팅으로 처진 부분을 올려주고, 동시에 옆쪽으로 볼륨을 채워주면 얼굴이 더 균형 있게 보입니다. 내시경 이마거상술도 좋은 선택인데, 이마 부분을 적절히 올려주면 전체적인 비율이 개선될 수 있습니다.

하트형 얼굴은 이마가 넓고 턱이 좁은 형태인데, 이런 분들은 주로 하안면부의 변화가 두드러집니다. 좁은 턱 부분이 나이가 들면서 더 약해 보이거나 이중턱이 생기기 쉽습니다. 이런 경우에는 하안면부와 목 부위에 집중하는 것이 좋습니다. 미니거상술 중에서도 로우어 페이스 리프트가 효과적이고, 목 거상술을 함께 고려해 볼 수도 있습니다. 때로는 턱라인을 강화하는 시술을 병행하면 더 균형 잡힌 결과를 얻을 수 있습니다.

개인에게 맞는 거상술 선택은 의학적 판단과 개인적 선호가 조화를 이루는 지점에서 이루어져야 합니다. 저는 항상 환자분들께 "완벽한 수술은 없지만 여러분에게 가장 적합한 수술은 있다."고 말씀드립니다. 그것을 찾기 위해서는 충분한 상담과 검토가 필요합니다. 때로는 환자분이 처음에 원했던 것과 다른 제안을 하기도 하는데, 그럴 때는 왜 그런 선택을 권하는지 자세히 설명해 드립니다. 무엇보다 자연스러우면서도 개인의 매력을 살릴 수 있는 방향으로 가이드해 드리려고 노력하고 있습니다.

제3부

I am Beautiful

몸의 젊음
- QA핏 주사의 혁명

PART 1
지방과 노화의 관계

― 나이가 들수록 변하는 지방 분포

많은 분이 체중은 그대로인데 얼굴이 왜 이렇게 달라졌을까? 또
는 '예전엔 배에 살이 잘 안 쪘는데 이제는 뱃살이 도무지 빠지지
않는다'면서 고민을 털어놓곤 합니다. 사실 이런 변화는 단순한
체중 증감의 문제라기보다는, 지방이 어느 부위에 얼마큼 쌓이고
어느 부위에서 빠지느냐 하는 '분포 패턴의 변화' 때문입니다.

얼굴부터 이야기해 보면, 젊을 때는 피하지방이 얼굴 전반에 걸
쳐 균등하게 자리 잡아 볼이 통통하고 이마부터 관자놀이, 턱 끝
까지 적당한 볼륨감을 유지했습니다. 그런데 세월이 흐르면서 눈
아래나 관자놀이, 볼 중앙 같은 부위에서는 지방이 점점 사라져
움푹 들어가고, 그와 반대로 중력의 영향을 받기 쉬운 턱선 아래
나 볼 하단부에는 지방이 몰리기 시작합니다. 결국 얼굴의 볼륨
중심이 아래쪽으로 쏠리면서 전체적으로 처진 인상을 주게 되고,
중간 얼굴은 평평해지거나 꺼져 보이는 반면, 아래쪽 얼굴은 무거

워지면서 이중턱까지 생기게 됩니다.

피하지방이 줄어든 부위에서는 피부와 근육 사이의 완충 역할이 없어지다 보니 주름이 더 깊게 파이고, 근육이 움직일 때마다 그 모습이 고스란히 드러나게 됩니다. 반면 지방이 과도하게 쌓인 곳에서는 림프 흐름이 원활하지 못해 부기가 자주 생기고, 피부 탄력도 떨어지면서 처짐이 가속화됩니다. 게다가 나이가 들면 SMAS층이나 유지인대(Retaining ligament) 같은 지지 구조물들이 약해지기 때문에 지방을 제자리에 붙잡아두는 힘이 부족해져서, 지방이 중력을 이기지 못하고 아래로 흘러내리는 현상이 더욱 뚜렷해집니다.

몸의 지방 분포 변화도 비슷한 양상을 보입니다. 젊었을 때는 피하지방이 허벅지나 엉덩이, 팔 같은 말초 부위에 비교적 고루 퍼져 있었다면, 나이가 들수록 그 지방들이 점차 몸의 중심부로 이동하게 됩니다. 특히 배, 옆구리, 등 위쪽, 팔뚝 안쪽 등은 나이를 먹을수록 지방이 잘 쌓이면서도 좀처럼 빠지지 않는 '완고한 지방'으로 바뀌어 버립니다. 이런 변화는 단지 보기에만 좋지 않은 것이 아니라 건강에도 직접적인 영향을 미칩니다. 내장지방이 늘어나면 대사증후군이나 당뇨, 고혈압 같은 질병 위험이 커지고, 특히 여성의 경우 폐경 이후 호르몬 변화로 인해 지방이 더욱 중앙으로 집중되는 경향을 보입니다.

여기에 근육량 감소까지 겹치면서 상대적으로 지방 비율이 높아지는 것도 노화의 자연스러운 과정 중 하나입니다. 근육은 신진대사가 활발한 조직이라 젊을 때는 같은 몸무게라도 체지방률이 낮아서 탄탄하고 매끈한 몸매를 유지할 수 있었습니다. 하지만 30대 중반 이후부터는 매년 3~5%씩 근육이 줄어들고, 그 빈자리를 지방이 차지하게 됩니다. 그래서 몸무게는 똑같아도 예전보다 더 둔하고 늘어져 보이며, 근육이 부족한 부위일수록 지방이 더 잘 쌓이는 악순환이 계속됩니다. 특히 운동을 거의 하지 않거나 식습관이 불규칙한 경우에는 이런 변화가 더 빨리 진행되면서 몸 전체의 탄력과 윤곽선을 흐트러뜨리는 주된 요인이 되고 있습니다.

— 여성과 남성의 지방 축적 차이

사춘기를 기점으로 남녀의 지방 분포는 극명한 차이를 보이기 시작합니다. 같은 씨앗에서 자란 나무가 서로 다른 모양으로 자라나는 것처럼, 우리 몸도 호르몬의 영향으로 전혀 다른 길을 걷게 됩니다.

여성 호르몬인 에스트로겐은 지방세포 표면의 알파-2 수용체를 활성화해 지방분해 효소의 작용을 억제합니다. 쉽게 말해 '지방을 저장하라'는 신호를 더 강하게 보내는 것입니다. 이로 인해 여성은 남성에 비해 동일한 열량을 섭취해도 약 6~11% 더 많은 지방을 저장하게 됩니다. 반면 남성 호르몬인 테스토스테론은 근육량 증가를 촉진하여 기초대사율을 5~10% 정도 높이는 동시에, 지방세포의 베타 수용체를 자극해 지방 분해를 촉진합니다.

젊은 여성의 경우 에스트로겐의 영향으로 지방이 엉덩이, 허벅지, 가슴과 같은 하체와 말단 부위에 주로 축적됩니다. 이는 단순히 미적인 차이가 아니라 임신과 출산을 위한 생리학적 준비 과정의 일환입니다. 마치 겨울을 대비해 곡식을 창고에 저장하듯, 생명을 잉태하고 기를 에너지를 하체에 비축해 두는 것입니다. 이러한 분포는 신체의 중심을 안정적으로 유지하고 생식 기능을 보호하는 데도 도움을 줍니다.

하지만 이런 지방 분포는 나이가 들면서 극적인 변화를 맞게 됩니다. 폐경 이후 에스트로겐 수치가 급감하면서 지방은 복부 쪽으로 재분배되기 시작합니다. 복부에 축적되는 이 지방은 피하지방뿐 아니라 내장지방까지 포함되며, 내장지방은 인슐린 저항성, 대사증후군, 고혈압, 고지혈증 같은 질환과 직접적인 연관이 있습니다. 그래서 중년 여성의 체형 변화는 단순한 외모 문제가 아니라 의료적인 관리가 필요한 영역이 되기도 합니다.

남성은 처음부터 다른 전략을 사용합니다. 기본적으로 상체 중심의 지방 분포를 가지고 있으며, 젊은 시절부터 복부와 옆구리, 등 상부에 지방이 쉽게 쌓이는 경향이 있습니다. 근육량이 많고 기초대사량이 높은 대신, 지방이 저장되는 부위가 제한적이기 때문에 식사 조절이 조금만 흐트러져도 눈에 띄는 체형 변화가 일어날 수 있습니다. 작은 컵에 물을 부으면 금세 넘치는 것과 같은 이치입니다.

더 주목할 점은 남성의 지방이 여성보다 더 깊은 층, 즉 내장 기관 주위에 축적되는 경향이 강하다는 것입니다. 겉보기에는 뚱뚱하지 않아 보여도 CT나 초음파상 내장지방이 상당히 많게 측정되는 경우가 흔합니다. 이를 흔히 '마른 비만'이라고 부르기도 하는데, 겉모습과 달리 건강상 위험도가 높을 수 있습니다. 이러한 지방은 복부비만형 체형의 전형적인 특징으로, 겉으로는 허리가 두꺼워지고 복부가 단단하게 돌출된 모양으로 나타납니다. 30대 후반부터는 테스토스테론이 점차 감소하면서 근육량이 줄고 지방이 늘어나는 체성분 변화가 시작되며, 이 역시 복부지방의 증가를 가속하는 요인입니다.

성별에 따른 지방 축적 차이는 얼굴에도 뚜렷하게 영향을 미칩니다. 여성은 상대적으로 얼굴에 피하지방이 많고 분포도 넓기 때문에, 노화가 진행될수록 볼륨의 감소와 하강이 동시에 나타납니다. 풍선에서 공기가 빠지면서 쭈글쭈글해지는 것처럼, 광대 아래가 꺼지면서 팔자 주름이 깊어지고 턱선이 무너지는 식의 변화가 일반적입니다.

반면 남성은 얼굴의 피하지방이 적고 근육이 발달해 있는 경우가 많기 때문에, 볼륨 감소보다는 피부 처짐이 중심이 되는 노화 양상이 뚜렷합니다. 또한 남성의 피부는 더 두껍고 피지선이 발달해 있어 피부 탄력이 상대적으로 오래 유지되지만, 한 번 처지기 시작하면 회복이 더딘 경우가 많습니다.

━ 지방 조직과 피부 노화의 상관관계

'피부 노화'라고 하면 보통 거울을 보면서 '어? 언제 이런 주름이 생겼지?' 하고 깜짝 놀라는 순간을 떠올리게 됩니다. 하지만 실제로 피부가 늙어가는 과정은 단순히 표면에 주름이 생기거나 탄력이 떨어지는 것만이 아닙니다. 사실 그보다 훨씬 깊숙한 곳, 바로 피부 아래 지방 조직에서부터 변화가 시작됩니다.

지방이라고 하면 '살 빼야 하는 부위'로만 생각하기 쉽지만, 실상은 우리 얼굴과 몸의 전체적인 윤곽을 만들고 피부를 지지하는 중요한 구조물입니다. 특히 얼굴과 몸에 있는 피하 지방층은 피부의 볼륨을 유지하고 외부 충격을 흡수하는 완충제 역할을 합니다.

집의 기둥처럼 보이지 않는 곳에서 전체 구조를 떠받치고 있는 셈입니다.

젊을 때 피부가 생기 있고 탱탱해 보이는 건 단순히 표면만 좋기 때문이 아닙니다. 그 아래 피하지방이 균형 있게 분포되어 있기 때문입니다. 하지만 나이가 들면서 이 지방 패드들에 변화가 생기기 시작하고, 예전에는 매끄럽고 탄탄했던 얼굴 윤곽이 점점 꺼지고 처지게 됩니다. 이러한 변화를 젊은 피부와 노화된 피부로 나누어 비교해보면 그 차이가 더욱 명확해집니다.

<표10. 젊은 피부와 노화된 피부 비교>

젊은 피부 (20-30대)	노화된 피부 (40대+)
✔ 균등한 지방 패드 분포	❗ 지방 패드 감소 & 이동
✔ 탄탄한 콜라겐 섬유막	❗ 콜라겐 섬유막 약화
✔ 자연스러운 입체감	❗ 평면적 얼굴형
✔ 충분한 구조적 지지	❗ 구조적 지지 상실
✔ 원활한 혈액순환	❗ 염증 물질 분비

볼 중앙부나 관자놀이, 눈 밑 부분의 지방 패드가 빠르게 줄어들면서 피곤해 보이게 됩니다. 반면 중력의 영향을 받는 턱선 아래, 입 주변, 목 부위에는 오히려 지방이 쌓이기 시작하여 이중턱이나

마리오넷 주름이 생기는 이유가 됩니다. 어떤 부위에서는 지방이 사라지고, 다른 부위에서는 과도하게 쌓이는 이 복잡한 현상이 단순한 피부 처짐보다 훨씬 더 큰 문제를 만드는 것입니다.

지방 조직의 노화가 피부에 미치는 영향을 단계별로 정리하면 다음과 같습니다.

<표11. 지방 조직의 노화가 피부에 미치는 영향>

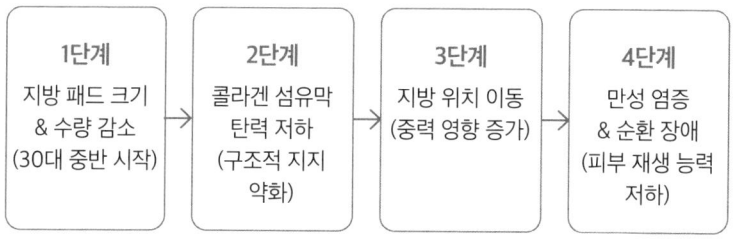

피부와 지방 사이의 관계가 단순히 구조적 지지에만 그치지 않습니다. 지방 조직은 단순한 저장고가 아니라 호르몬과 각종 화학 물질을 분비하는 살아있는 기관입니다. 특히 나이 든 지방 조직은 염증을 일으키는 물질들을 분비해서 콜라겐 생성을 방해하고, 탄력섬유를 손상하며, 피부로 가는 혈액순환까지 떨어뜨려 피부 재생 능력을 떨어뜨리는 악순환을 만듭니다. 지방이 노화되고 불안정해질수록 피부도 더 빨리 늙어간다는 뜻입니다.

몸의 피부도 마찬가지입니다. 팔 안쪽, 배, 허벅지, 엉덩이처럼 원래 피부가 얇고 지방층도 얇은 부위에서는 지방이 줄어들면 바로 피부 탄력 저하로 이어집니다. 반대로 복부나 옆구리처럼 지방이 잘 고착되는 부위는 지방이 단단하게 뭉치면서 피부를 아래로 끌어당기게 됩니다. 결국 피부가 두꺼워 보이고 매끄럽지 못한 질감을 만들어냅니다. 그래서 피부 관리를 할 때 표면에만 신경 쓸 게 아니라, 그 아래 보이지 않는 지방층의 건강까지 함께 생각해야 합니다. 결국 좋은 피부는 표면과 내부가 모두 건강할 때 만들어지는 것입니다.

― 다이어트로 해결되지 않는 노화 관련 지방

많은 분이 나이가 들면서 생기는 복부비만이나 턱 밑 지방, 팔 안쪽의 처진 살을 보며 '아, 내가 운동을 게을리했구나' 하고 자책하곤 합니다. 그래서 열심히 다이어트를 시작하고, 식단을 조절하며 운동을 병행합니다. 하지만 정작 빼고 싶은 부위의 살은 꿈쩍도 하지 않고, 오히려 얼굴이 먼저 홀쭉해지거나 체력만 떨어지는 경험을 하게 됩니다.

그렇다면 이런 상황에서 우리는 어떻게 접근해야 할까요? 우선 나 자신을 너무 자책하지 마시기를 바랍니다. 이건 자연스러운 노화 과정의 일부입니다. 왜 그럴까요? 사실 나이 들어 생기는 지방은 젊을 때의 지방과는 완전히 다른 성격을 가지고 있습니다. 젊을 때는 말랑말랑한 떡 같았던 것이 나이가 들면서 딱딱한 누룽지처럼 변해버린다고 생각하시면 됩니다.

첫 번째 특징은 지방이 조직 내에 단단하게 고착된다는 점입니다. 젊을 때는 지방이 비교적 유동적으로 움직이며 신진대사에 민감하게 반응했습니다. 하지만 나이가 들면 지방세포 주변에 섬유화가 진행되면서 조직 내에서 단단하게 엉기고 고착되는 경향이 생깁니다. 특히 복부, 옆구리, 등 상부, 팔뚝 안쪽, 허벅지 안쪽 같은 부위에서 이런 현상이 두드러지게 나타납니다. 처음에는 부드러운 버터였던 것이 시간이 지나면서 딱딱한 치즈로 변해버린 것과 같습니다. 그래서 체중이 줄어도 해당 부위의 부피 변화는 거의 일어나지 않는 것입니다.

두 번째로 중요한 건 지방의 순환 능력이 떨어진다는 점입니다. 혈액순환이 원활하지 않은 지방 조직은 주변에 만성적인 염증을 일으키고, 이는 피부의 콜라겐과 탄력섬유를 손상시킵니다. 복부나 허벅지, 팔 뒤쪽을 만져 보시면 부드럽지 않고 울퉁불퉁하게 느껴지는 경우가 있지 않습니까? 이것이 바로 **'저항성 지방'**의 특징입니다. 이런 부위들은 시간이 갈수록 더욱 탄력을 잃고 피부가 늘어지면서 전체적인 몸매를 무너뜨리는 주요 원인이 됩니다.

세 번째는 호르몬 변화와의 연관성입니다. 여성의 경우 폐경 이후 여성호르몬인 에스트로겐 수치가 급격히 떨어지면서, 예전에는 하체 위주로 분포했던 지방이 이제는 복부 중심으로 몰리기 시작합니다. 마치 물이 높은 곳에서 낮은 곳으로 흐르듯 말입니다. 남성 역시 중년 이후 남성 호르몬인 테스토스테론이 감소하면서 복부 내장지방이 급격히 증가하고, 근육량은 줄어드는 체성분의 불균형이 가속화됩니다.

결국 이런 노화 관련 지방의 특징들을 보면, 단순한 '살찐 것'의 문제가 아니라는 걸 알 수 있습니다. 조직 구조가 변하고, 생리적 기능이 저하되면서 복합적으로 나타나는 노화 현상의 한 부분입니다. 그래서 젊을 때처럼 단순히 적게 먹고 많이 움직인다고 해서 쉽게 해결되지 않는 것입니다. 지방이 단순히 쌓여있는 게 아니라 구조적으로 고착되어 있고, 대사적으로도 정지 상태에 있으며, 호르몬과 순환 문제까지 얽혀 있기 때문입니다.

PART 2
지방분해 주사의 진화

— **지방분해 주사의 역사와 발전**

지방분해 주사는 '주사 한 번으로 살이 빠진다'는 매력적인 개념
으로 대중에게 다가왔지만, 그 이면에는 수십 년에 걸친 시행착오
와 연구 개발의 역사가 존재합니다.

　지방분해 주사의 역사는 1980년대 유럽에서 시작됩니다. 초창
기에는 의약품으로 분류되지 않는 메조테라피 약물들이 비의료적
현장에서 무분별하게 사용되기도 했고, 이로 인해 통증, 염증, 감
염 등의 부작용이 발생하면서 신뢰를 잃은 시절도 있었습니다. 당
시 사용된 약물들은 대부분 담즙산 성분이나 리포산 유도체, 카페
인, 레시틴 등이 혼합된 형태였으며, 주사 후 며칠 간의 강한 통증
과 부기, 피부 괴사 등의 부작용이 흔하게 보고되었습니다.

　2000년대 초반부터는 지방세포의 생리학적 반응 메커니즘에
대한 연구가 본격화되며, 보다 정제된 약물 조합과 표준화된 시술
프로토콜이 도입되기 시작합니다. 대표적인 예로 도입된 성분이

바로 데옥시콜산(Deoxycholic acid)입니다. 이는 원래 담즙산의 일종으로 지방을 유화하는 기능을 하는 성분인데, 농도를 조절하여 피하지방에 직접 주입하면 지방세포막을 분해하고 이후 자연적인 림프 시스템을 통해 체외로 배출되도록 유도합니다. 이 데옥시콜산이 미국 FDA의 승인을 받으며, 지방분해 주사는 비수술적 체형 개선의 안전한 대안으로 자리 잡기 시작했습니다.

국내에서는 2010년대 중반부터 지방분해 주사가 널리 퍼지기 시작했고, 동시에 여러 종류의 커스터마이징된 주사제가 등장했습니다. 카페인, L-카르니틴, 아티초크 추출물, 티옥트산, 히알론산, 펩타이드 복합체 등이 혼합된 멀티액션 지방분해 주사가 대표적이며, 각 성분은 지방세포의 용해, 순환 촉진, 부기 감소, 통증 억제 등 다양한 기전을 통해 보다 정교한 효과를 구현하게 되었습니다.

여기에 피부 탄력까지 개선할 수 있는 성분이 포함되면서 단순한 지방 제거를 넘어서 윤곽 정리와 탄력 회복까지 함께 기대할 수 있는 통합적 시술로 발전하게 됩니다. 이와 동시에 기존에는 시술 직후 통증과 멍이 컸던 문제가, 약물의 점도와 주입 방식의 개선을 통해 상당히 완화되면서 시술 직후 일상생활 복귀가 가능해졌고, 반복적인 시술에도 안전성을 확보할 수 있게 되었습니다.

현재에 이르러서는 단순히 '살을 빼는 주사'라는 이미지에서 벗어나, 안면 윤곽 개선, 이중턱 제거, 복부와 팔, 허벅지 등 국소 부위의 체형 정리에 특화된 정밀 의료시술로 지방분해 주사의 위상이 바뀌고 있습니다. 또한 개인의 체질과 지방 분포 패턴, 시술 부위의 피부 두께 등을 기반으로 맞춤형 약물 조합을 설계하고, 필요한 경우 리프팅, 피부 탄력 강화, 림프순환 촉진 등을 함께 고려하는 '멀티 솔루션 전략'이 일반화되면서, 지방분해 주사는 단순한 지방 제거를 넘어서 전체적인 안티에이징 전략의 일부로 통합되고 있습니다.

― 기존 지방분해 주사의 한계점

가장 대표적인 한계는 바로 지방 제거의 '불균일성'입니다. 지방분해 주사는 약물을 지방층에 주입해 지방세포를 파괴하거나 수축시키는 방식인데, 약물의 확산 범위나 작용 깊이에 따라 각 세포에 가해지는 자극이 균일하지 않을 수 있습니다. 이로 인해 일부 부위는 눈에 띄는 감소가 나타나지만, 다른 부위는 거의 변화가 없거나 오히려 주변과의 볼륨 차이로 인해 울퉁불퉁한 윤곽이 생기기도 합니다.

두 번째는 개인차에 따른 효과 편차와 효과의 예측 불가능성입니다. 같은 성분, 같은 용량, 같은 주입 방법을 사용해도 환자분마다 반응이 크게 다를 수 있습니다. 2024년 국내 한 연구에서 동일한 용량의 주사를 투여했을 때 허벅지 지방 감소율이 8~58%로 극심한 차이를 보였습니다. 이는 유전적 요인으로 인한 리파아제 효소 활성도 차이, 지방세포막 두께 변이(20~150μm), 심지어 미토콘드리아 기능 개인차까지 복합적으로 작용하는 결과입니다.

실제 임상에서 마주친 환자분 사례가 이를 증명합니다. 35세 김모 씨는 6회의 지방분해 주사 후 복부 둘레가 5cm 감소했지만, 피부 탄력 저하로 인해 오히려 늘어난 피부 주름 때문에 더 나이 들어 보인다고 호소했습니다. 반면 28세 이모 씨는 동일 치료로 8cm 감소 효과를 보였지만, 3개월 후 체중이 2kg 증가하자 처리된 부위보다 인접 부위에 지방이 집중적으로 축적되는 '지방 이동 현상'을 경험했습니다.

세 번째는 효과의 지속성에 대한 제한성입니다. 진정한 의미에서 '지방세포 수의 감소'가 아닌 경우, 시간이 지나면 다시 지방세포가 커지면서 원래 상태로 돌아올 가능성도 있습니다. 2023년 하버드 의대 연구팀이 발표한 바에 따르면, 지방분해 주사로 제거된 지방의 40%가 1년 내 같은 부위에 재축적됩니다. 이는 파괴된 지방세포의 공간을 새로운 전구세포가 채우기 때문입니다. 더욱이 복부 내장지방의 경우 베타-3 아드레날린 수용체 밀도가 낮아, 주사 효과가 30% 미만으로 떨어집니다.

또한 일부 지방분해 주사제는 정확한 약물 성분이나 농도가 공개되지 않은 경우도 많아, 시술의 안정성과 예측 가능성을 떨어뜨릴 수 있습니다. 특히 저가 시술의 경우, 검증되지 않은 약물이 혼합되어 사용되거나, 용량이 과도하게 주입되는 일이 있어, 통증, 멍, 염증, 색소침착, 피부 괴사 등의 부작용으로 이어지는 사례도 보고되고 있습니다.

네 번째로는 피부 탄력 회복과의 비동기성입니다. 지방이 줄어들더라도, 피부가 동시에 수축하고 리프팅 되지 않는다면 결과는 오히려 더 나이 들어 보이는 인상으로 나타날 수 있습니다. 지방분해 주사는 단독으로 사용할 경우 피부 탄력 개선에 한계가 있어, 별도의 RF(고주파), HIFU(고강도 초음파) 같은 레이저 시술이나, 콜라겐 재생유도 시술을 병행해야만 보다 완성도 높은 결과를 기대할 수 있습니다. 하지만 이러한 복합 시술은 비용과 시간을 추가로 소모하게 하며, 만족도 저하로 이어질 수 있습니다.

마지막으로, '처리 가능한 지방량의 제한'입니다. 기존 지방분해 주사는 소량의 국소 지방, 예를 들어 이중턱이나 작은 지방 덩어리에는 효과적일 수 있지만, 복부나 허벅지와 같은 넓은 면적의 지방 제거에는 한계가 있습니다. 한 번의 시술로 처리할 수 있는 지방량이 제한적이어서, 상당한 양의 지방 감소를 원한다면 여러 번의 시술이 필요하며, 이는 시간과 비용의 증가로 이어집니다. 때로는 이 총비용이 수술비용보다 비쌀 수도 있습니다.

▬ 글로벌 지방분해 주사 트렌드

요즘 지방분해 주사 시장을 보면 정말 눈부신 변화가 일어나고 있습니다. 예전에는 단순히 '지방을 녹인다'는 한 가지 목적으로만 만들어진 주사제가 대부분이었는데, 이제는 여러 기능을 한 번에 담은 '멀티 액션' 주사제가 대세가 되었습니다.

유럽에서 인기를 끌고 있는 '리포디톡스' 계열을 예로 들어보면, 히알루론산으로 피부에 수분을 공급하고, L-카르니틴으로 지방분해를 도우며, 카페인으로 순환을 개선하고, 알부틴으로 피부 톤까지 밝게 만드는 성분들이 하나의 주사제에 들어있습니다. 종합비타민을 먹는 것처럼 한 번의 시술로 여러 효과를 기대할 수 있게 된 것입니다.

일본과 대만에서는 한 걸음 더 나아가 ECM이라는 세포재생 성분을 활용한 주사제가 등장했습니다. 지방을 분해하면서 동시에 피부 탄력까지 회복시키는 것인데, 낡은 집을 부수면서 동시에 새 집을 짓는 것과 같은 개념이라고 보시면 됩니다.

미국에서는 여전히 FDA 승인을 받은 데옥시콜산 기반 주사제가 중심을 이루고 있지만, 기존 제품의 단점이었던 극심한 통증과 부종을 줄인 '마이크로 버전'이 나오면서 환자분들의 만족도가 크게 높아졌습니다. 예전에는 시술 후 며칠간 얼굴이 퉁퉁 부어서 마스크를 써야 했다면, 이제는 다음 날 바로 일상생활이 가능할 정도로 개선된 것입니다.

시술 방법도 놀랍도록 정교해졌습니다. 과거에는 의사의 경험과 감에 의존하는 부분이 많았다면, 이제는 마치 요리 레시피처럼 세밀한 매뉴얼이 있습니다. 약물 농도는 얼마나, 주입 깊이는 어떤 층에 몇 밀리미터, 시술 간격은 며칠, 부위별 주입량은 얼마나 - 이 모든 것이 체계적으로 정리되어 있어서 어느 병원에서 받아도 비슷한 결과를 기대할 수 있게 되었습니다.

특히 미국과 독일, 싱가포르 같은 선진국에서는 3D 바디 스캐너로 환자분의 몸을 정밀하게 분석한 후 개인 맞춤형 시술 계획을 세웁니다. 양복을 맞춤 제작하듯 각자의 체형과 지방 분포에 딱 맞는 시술을 받을 수 있는 것입니다.

시술 도구의 발전도 정말 인상적입니다. 일본과 프랑스에서는 바늘 없이도 주사를 놓을 수 있는 압력 주입기가 개발되었는데, 이는 멍이나 통증이 거의 없어서 '무통 지방분해 시술'이라고 불립니다. 미국에서는 고주파 레이저를 함께 사용해서 약물 흡수를 극대화하는 시스템이 나왔고, 시술 후에는 작은 마사지 기기를 집에 가져가서 관리할 수 있도록 키트로 제공하기도 합니다. 한국을 포함한 아시아 국가들에서는 더 나아가 '홈케어 패치'나 '셀프 관리용 고주파 기기'까지 나오면서, 병원에서만 받을 수 있던 시술과 집에서 하는 관리의 경계가 모호해지고 있습니다.

시술 부위도 훨씬 다양해졌습니다. 예전에는 배, 허벅지, 팔뚝처럼 큰 부위가 주된 타깃이었다면, 이제는 턱 밑의 이중턱, 무릎 주변의 군살, 발목 안쪽, 등의 브래지어 라인처럼 아주 세밀한 부위까지 시술 범위가 넓어졌습니다. 마치 큰 붓으로만 그리던 그림을 이제는 세필로도 그릴 수 있게 된 셈입니다.

물론 이런 발전과 함께 안전성에 대한 기준도 훨씬 엄격해졌습니다. 미국 FDA나 유럽 CE 인증을 받은 제품만 사용하도록 하는 국가가 늘어나고 있고, 약물 성분의 투명성과 안전성 검증 절차도 매우 까다로워졌습니다. 우리나라 식약처에서도 '의약외품 주사제'나 '불법 수입 약물' 사용에 대한 단속이 강화되고 있는 상황입니다.

지방흡입 vs 지방분해 주사: 선택의 기준

'지방흡입을 할까, 지방분해 주사를 할까?' 이런 고민을 해보신 적 있으시겠습니다. 사실 많은 분들이 이 둘을 비슷한 시술로 생각하시는데, 실제로는 완전히 다른 접근 방식입니다. 두 시술의 주요 차이점을 정리하면 다음과 같습니다.

<표12. 지방흡입과 지방분해 주사 비교>

구분	지방흡입	지방분해 주사
작동 원리	진공청소기처럼 지방세포를 직접 뽑아내는 수술	뜨거운 물로 설탕 덩어리를 녹이는 것처럼 약물 주입으로 지방세포 배출
효과 범위	한 번에 넓은 부위 대량 제거 가능	섬세한 부분 작업에 특화

적합 부위	배, 허벅지, 옆구리 등 지방이 많이 쌓인 부위	턱 밑 이중턱, 팔뚝 안쪽, 브래지어 끈 부위, 무릎 주변 군살
효과 속도	즉각적, 바로 눈에 보이는 결과	림프와 신장을 통해 배출, 서서히 나타남
지속성	반영구적	여러 번 시술이 필요할 수 있음
회복 기간	1~2주 회복 필요 (압박복 착용, 일상생활 제약)	바로 일상생활 가능 (점심시간 시술 후 오후 업무 가능)
통증/부작용	· 마취/출혈/감염 위험 · 통증, 멍, 부종 불가피	· 간단한 주사 · 약물 반응으로 염증/멍/부기 가능
연령대 고려	젊은 분들에게 효과적	나이 있는 분들도 안전하게 시술 가능
결과 예측성	의사 실력에 따라 결과 차이 큰 편	비교적 예측 가능한 결과
비유	큰 붓으로 대략적인 그림 그리기	가는 붓으로 디테일 살리기

어떤 시술을 선택할지는 결국 본인의 상황과 목표에 달려 있습니다. 살이 많이 찐 편이고 확실한 변화를 원한다면 지방흡입이 답일 수 있고, 전체적으로는 날씬한데 부분적으로 신경 쓰이는 부위가 있다면 지방분해 주사가 더 적합할 수 있습니다.

요즘에는 환자분의 유전자 정보나 대사 패턴을 분석해서 맞춤형 치료 계획을 세우는 병원들도 늘어나고 있어, 개인별 맞춤 다이어트 플랜을 짜듯이 각자의 몸 상태에 가장 적합한 방법을 찾아주고 있습니다.

PART 3
QA핏 주사의 과학

— QA핏 주사 탄생의 배경과 철학

얼굴 살이나 이중턱, 팔뚝, 복부, 허벅지 등 운동이나 식이조절만으로는 좀처럼 빠지지 않는 부위별 지방 때문에 고민하시는 분들을 진료실에서 자주 만나게 됩니다. 이런 국소 지방은 개인의 체질이나 유전적 요인, 호르몬 변화 등이 복합적으로 작용해서 생기는 경우가 많아, 단순한 다이어트로는 해결이 어려운 것이 현실입니다. 시중에는 다양한 지방분해 주사들이 나와 있지만, '효과를 체감하기 어렵다'라거나 '부작용이 심해서 일상생활에 지장을 받았다'는 이야기들도 적지 않게 들려옵니다.

제가 QA핏 주사를 개발하게 된 이유도 바로 여기에 있었습니다. 기존 시술에서 환자분들의 불만이 계속 반복되는 것을 보면서, 이것은 개인의 문제가 아니라 근본적으로 제품 자체의 한계일 수 있다는 생각이 들었습니다. "너무 아파서 다음 날 외출도 못했다", "효과가 있는 건지 없는 건지 애매하다"는 말씀들을 들을 때마다,

환자분들이 진정으로 원하는 것이 무엇인지 다시 생각해 보게 되었습니다.

그래서 저는 실제 임상에서 몇 년에 걸쳐 수백 가지 성분 조합을 직접 테스트해 보았습니다. 부기는 얼마나 생기는지, 통증은 어느 정도인지, 실제 효과는 확실한지, 안전성에는 문제가 없는지. 이 네 가지 기준을 모두 만족하는 조합을 찾기까지 상당한 시간과 노력이 필요했습니다. 결국 만족할 만한 결과를 얻었고, 단순한 상표권이 아닌 발명특허를 출원하게 되었습니다. 그렇게 탄생한 것이 QA핏 주사입니다.

QA핏 주사의 가장 큰 차이점은 단순히 지방만 분해하고 끝나는 것이 아니라는 점입니다. 혈액순환 개선, 림프 순환 활성화, 부종 억제, 피부 탄력 증진 등의 성분들이 함께 작용해서 지방이 제거된 후 그 부위가 자연스럽고 매끄럽게 정리되도록 돕습니다. 이름을 '핏(Fit)'이라고 붙인 이유도 바로 여기에 있습니다. 날렵하고 조화로운 라인을 만드는 것이 목표였기 때문입니다.

QA핏 주사를 개발하면서 가장 중요하게 생각한 철학은 '통합적 접근'이었습니다. 기존 제품들이 주로 지방 세포를 파괴하는 것에만 집중했다면, 저는 지방 감소와 함께 신진대사 개선, 혈액순환 촉진, 피부 탄력 향상까지 함께 고려한 '멀티 액션' 방식을 택했습니다. 정원을 가꿀 때 잡초만 뽑는 것이 아니라 토양도 개선하고 영양분도 공급하며 물관리까지 하는 것처럼, 모든 측면을 종합적으로 바라본 것입니다.

또 다른 중요한 원칙은 '자연스러운 조화'였습니다. 인체의 자연스러운 대사 과정을 억제하거나 방해하는 것이 아니라, 오히려 이를 도와주고 최적화하는 방향으로 성분을 구성했습니다. 인체에 이미 존재하는 물질이나 그와 유사한 천연 성분들을 우선적으로 고려한 이유도 여기에 있습니다. 이렇게 하면 부작용은 줄이면서 몸의 자연적인 회복 능력은 극대화할 수 있었습니다.

무엇보다 QA핏 주사의 가장 핵심적인 철학은 '제거와 회복의 동시 진행'이었습니다. 기존 지방분해 기술이 단순히 세포를 녹이는 데만 집중했다면, QA핏 주사는 지방이 제거된 후 생기는 빈 공간을 새로운 콜라겐으로 채우는 발상의 전환을 시도했습니다. 낡은 건물을 허물고 그 자리에 더 견고한 건물을 짓는 것과 같은 원리입니다.

이런 모든 철학과 원칙이 하나로 모여서 QA핏 주사만의 독특한 특성을 만들어냈습니다. 단순히 지방을 제거하는 것을 넘어서, 더 아름답고 건강한 체형을 만들어가는 것이 바로 QA핏 주사가 추구하는 궁극적인 목표입니다.

― 5가지 핵심 성분의 작용 원리

QA핏 주사의 탁월한 효과는 과학적으로 설계된 5가지 핵심 성분이 서로 유기적으로 작용하는 데서 비롯됩니다. 각 성분은 지방분해 과정의 특정 단계에서 최적화된 역할을 수행하며, 이들의 조화로운 상호작용을 통해 안전하고 효과적인 결과를 도출합니다. 다음 표는 각 성분의 구체적인 작용 메커니즘과 그로 인한 임상적 효과를 체계적으로 정리한 것입니다.

<표13. QA핏 주사 성분의 작용 원리>

성분	주요 기능	작용 원리	효과 및 특징
성분 A	지방세포 팽창과 약물 전달	• 지방세포막에 일시적 통로 형성 • 지방세포 표면적 3배 이상 확장 • 세포 내 PH 6.8로 최적 환경 조성	• 다른 성분들의 흡수율 극대화 • 15분 내 작용 완료 • 화학 반응 최적 환경 제공
성분 B	통증 제어와 혈관 확장	• 복합 진통 및 혈관 확장 작용 • 국소 순환 개선 • 면역세포와 재생인자 이동 촉진	• 시술 중·후 통증 최소화 • 약물 대사와 배출 원활화 • 염증 완화 및 조직 회복 속도 향상 • 멍과 압통 등 불편감 감소
성분 C	지방산 에너지 전환	• 리포산 대사 경로 활성화 • 지방산의 미토콘드리아 이동 촉진 • 에너지 전환 과정 유도	• 지방산의 열량 전환 촉진 • 지방 재축적 방지 • 전신 대사율 증가 • 활동 능력 향상 효과
성분 D	지방분해 촉진	• 지방세포막 안정적 분해 • 중성지방 방출 유도 • 염증 유발 물질 최소화 설계	• 직접적인 지방분해 효과 • 멍, 부기 등 기존 부작용 최소화 • 고효율 분해 작용 유지 • 매끈하고 자연스러운 조직 수축
성분 E	혈액순환과 피부 탄력	• 모세혈관 순환 활성화 • 콜라겐, 엘라스틴 생성 자극 • 섬유세포 성장인자 포함 • 펩타이드 기반 세포 재배열	• 산소 공급 증가 • 피부 처짐 방지, 피부 탄력 회복 • 중안면부, 목 부위 효과 극대화 • 얼굴선 개선 효과

― 성분 간 시너지 효과와 작용 메커니즘

QA핏 주사의 작용 메커니즘은 단순한 성분 조합을 넘어 시간 의존적 캐스케이드 반응으로 설계되었습니다. 각 성분이 최적의 타이밍에 작용하도록 배치됨으로써, 신체의 자연스러운 회복 메커니즘을 극대화합니다. 이는 마치 계절별로 다른 꽃이 피어나는 정원처럼, 각 단계마다 필요한 변화가 차례로 일어나도록 한 전략입니다.

먼저 전체 작용 메커니즘의 출발점은 성분 A입니다. 이 성분이 지방세포를 일시적으로 팽창시키고, 세포막의 투과성을 높이는 역할을 하면서 약물 전달 환경이 최적화됩니다. 이를 통해 이후 단계에서 작용할 성분들이 지방세포 내부로 깊숙이 도달할 수 있으며, 전체적인 분포가 균일해지는 효과를 얻게 됩니다. 즉, 성분 A는 단독으로는 큰 작용을 하지 않지만, 문을 열어주는 열쇠처럼 다른 성분들의 활약 무대를 마련해주는 기능을 수행하는 것입니다.

이후 성분 B가 통증을 억제하고 혈관을 확장함으로써, 약물의 빠르고 고른 분산을 가능하게 합니다. 특히 국소 염증을 최소화하고 약물이 균등하게 퍼질 수 있도록 혈류를 열어주는 역할은, 성분 A가 만들어 놓은 통로를 실제 약물이 효과적으로 통과할 수 있도록 돕는 핵심 단계입니다. 더불어 성분 B의 진정 작용은 환자분의 통증을 줄여줄 뿐만 아니라, 시술 후의 회복 기간 단축과 멍·결절 발생률 감소에도 결정적인 기여를 합니다.

성분 C는 이 과정을 이어받아 지방세포 밖으로 배출된 지방산을 효율적으로 에너지로 전환하는 데 중심 역할을 합니다. 여기서 주목해야 할 부분은, 단순히 지방을 '없애는' 것이 아니라 '잘 소모되게 하는' 데에 있다는 점입니다. 이는 성분 D와의 시너지에서 더욱 극명하게 드러납니다.

성분 D는 실제로 지방세포의 세포막을 파괴해 중성지방을 방출하는 역할을 담당하지만, 만약 그 지방산이 제대로 대사되지 않고 남아돌게 된다면, 다시 인체 내 다른 부위로 재축적될 가능성이 있습니다. 이때 성분 C가 지방산의 연소를 촉진하고 체내 대사 속도를 높여주는 덕분에, 성분 D의 작용이 보다 깔끔하고 확실한 결과로 이어질 수 있게 되는 것입니다. 이는 QA핏 주사의 지방 감소 효과가 더욱 선명하고 지속해서 나타나는 데 결정적인 역할을 합니다.

마지막으로, 성분 E는 전체 시스템을 마무리하는 역할을 수행합니다. 성분 D를 통해 지방이 줄고, 성분 C를 통해 지방산이 대사된 이후 남게 되는 공간은 종종 피부 탄력 저하나 처짐의 원인이 될 수 있습니다. 하지만 성분 E는 이러한 공백을 피부재생과 탄력 복원으로 채워주는 재건 역할을 맡고 있으며, 동시에 성분 B와의 혈관 확장 효과를 결합해 모세혈관 순환과 콜라겐 재생을 더욱 촉진합니다. 이러한 과정을 통해 단순히 지방이 줄어드는 데 그치지 않고, 오히려 피부가 더욱 생기 있고 탄탄해지는 결과를 얻게 되는 것입니다.

이 모든 과정은 Protein Kinase A(PKA, 프로틴키나아제)와 VEGF(혈관내피성장인자)가 조화를 이루며 마무리됩니다. PKA가 분해된 세포 잔해를 청소하는 동안, VEGF는 새로운 모세혈관 네트워크를 구축해 영양 공급 경로를 확장합니다. 결과적으로 지방 감소 부위에 신선한 혈액이 공급되며, 재생된 피부 조직이 탄력을 되찾습니다.

이처럼 QA핏 주사의 핵심 성분들은 각자의 고유한 작용을 수행함과 동시에, 앞뒤 단계의 성분 작용을 지원하거나 그 한계를 보완함으로써 전체 효과를 극대화하는 방향으로 상호작용합니다. 또한 이러한 작용 메커니즘은 조직 재구성이라는 보다 고차원적인 목적을 향해 움직입니다. QA핏 주사는 미세순환, 염증 조절, 대사 최적화, 피부 회복이라는 네 축을 동시에 조정하면서 결과적으로는 노화로 무너진 조직 균형 자체를 복원하는 효과를 만들어냅니다.

— QA핏 주사만의 차별화된 효과

일반 지방분해 주사와 QA핏 주사의 가장 큰 차이는 부작용 없는 확실한 효과와 안전성을 바탕으로 한 균형과 조절력입니다. 시중에 나와 있는 주사 중에는 강하게 지방을 자극해서 효과는 빠르지만 심하게 붓고 멍이 들거나, 불균형하게 꺼지는 부작용이 나타나는 경우가 많습니다.

반면 QA핏 주사는 한 번 시술했을 때도 효과가 좋지만, 5회 이상 시행했을 때의 누적 효과가 명확하게 쌓이도록 설계되어 있습니다. 또 하나의 큰 차이는 성분의 안전성과 허가 여부입니다. QA핏 주사는 검증된 원료의 레시피를 기반으로, 국내외에서 안전성을 검증받은 성분만을 사용합니다.

시술법도 차별화되어 있습니다. 같은 주사라도 개인에 따라 어떤 양을 어떻게 넣느냐에 따라 효과가 크게 달라지는데, QA핏 주사는 그간의 경험을 바탕으로 신체 부위에 따라 다른 방식으로 적용됩니다. 부위에 맞는 적절한 용량으로 더 효과적이고, 더 자연스러운 결과를 기대하실 수 있습니다.

　지방분해 주사는 단순히 '주사 한 대 맞고 끝'이 아니라 몸의 구조를 이해하고 디자인하는 시술입니다. 그래서 저는 모든 지방분해 주사가 같다고 생각하지 않습니다. 시술의 목적, 맞는 부위, 성분의 조합, 시술자의 기술까지 모든 요소가 조화를 이뤄야 진짜 '라인을 바꾸는' 결과를 만들 수 있습니다. QA핏 주사는 그 모든 요소를 깊이 고민해서 만든 결과물입니다.

　이러한 철학을 바탕으로 QA핏 주사가 보여주는 구체적인 차별화 효과들을 체계적으로 정리하면 다음과 같습니다.

<표14. QA핏 주사의 차별화된 효과>

차별화 효과	특징	작용 메커니즘 및 임상적 결과
디자인된 지방감소	• 해부학적 구조와 근육-지방 관계를 고려한 선택적 작용 • 특정 부위의 깊은 지방만을 선별적으로 제거	• 이중턱 부위는 깊은 지방층만 제거하고 표면층 보존 • 셀룰라이트 구조 완화를 통해 피부 처짐 방지 및 자연스러운 윤곽 개선 • 기존 지방분해 주사와 근본적 차별화된 디자인된 감소 효과
피부 탄력 및 조직 탄성 개선	• 지방감소와 동시에 피부 개선 진행 • 복합 펩타이드 성분과 재생 촉진물질 포함	• 콜라겐 재생 및 엘라스틴 합성 촉진으로 지방 감소량에 맞춘 자연스러운 피부 수축과 탄력 회복 • 피부 처짐 개선 및 늘어진 인상 개선으로 단순 주사 이상의 복합 효과
염증·부종·통증 탁월한 조절	• 항염 성분과 순환 개선 성분 배합으로 부작용 최소화 설계 • 빠른 회복 기간 보장	• 시술 직후 멍·부기·불편감 현저히 감소 • 단단한 결절 형성 방지 및 멍이 오래가는 현상 차단으로 기존 주사 대비 부작용 발생률 현저히 낮음 • 일상생활 복귀 시간 단축 및 환자분 만족도 향상

점진적이고 지속적인 개선	• 시술 직후보다 2~4주 후 점진적 라인 정리 • 체내 대사 작용 활성화와 피부 재생 과정 동반	• 자연스럽고 부드러운 라인 정리로 급격한 변화 없이 점진적 개선 • '자연스럽지만 분명한 개선' 피드백과 지속적인 피부 컨디션 향상으로 일반 주사와 반대되는 효과 패턴
통합 시술과의 적합성	• 복합 시술 시 상승 작용 발휘 • 다른 시술과의 호환성 보장 • 통합 안티에이징 전략의 핵심 도구	• 미니거상술, HIFU(고강도 초음파), RF(고주파) 리프팅, 스킨 부스터, 보톡스 등과 병행하여 단독 시술 대비 만족도 2배 이상 증가 • 중안면부 볼륨 정리 및 하안면부 윤곽 개선으로 유지 기간 현저한 연장

위에서 제시한 5가지 차별화 효과는 각각 독립적으로 작용하는 것이 아니라, 서로 유기적으로 연결되어 QA핏 주사만의 독특한 치료 결과를 만들어냅니다. 정밀한 지방감소는 피부 탄력 개선과 결합하여 자연스러운 윤곽을 완성하고, 이는 다시 염증 조절 시스템과 함께 부작용을 최소화하면서도 지속적인 효과를 보장합니다. 마지막으로 이 모든 특성이 다른 시술과의 완벽한 호환성을 통해 개별 환자분의 다양한 요구에 맞춤형으로 대응할 수 있게 하는 것입니다.

제4부

I am Beautiful

통합적 안티에이징
- 얼굴과 몸의 조화

PART 1
얼굴과 몸의
조화로운 안티에이징

— 얼굴-바디 불균형이 주는 부자연스러움

거울 앞에서 얼굴은 청춘을, 몸은 노년을 보여주는 모순을 경험해 본 적이 있으신가요? 2025년 국제노화연구학회 보고서에 따르면, 안면 시술만 받은 환자분의 68%가 1년 이내 신체 노화 증상과의 괴리감을 호소했습니다.

　실제로 임상 현장에서 자주 접하게 되는 사례 중 하나는, 얼굴 리프팅이나 필러 시술을 통해 또렷하고 탄력 있는 얼굴을 만든 후, 환자분 본인이 예상치 못한 부조화를 느끼는 경우입니다. 예를 들어 얼굴은 탱탱하고 또렷하게 정리되어 있는데, 목선은 여전히 늘어진 피부와 주름이 남아 있어 갓 시술한 얼굴이 오히려 더 부각되고, 심한 경우에는 얼굴만 '떠 있는 듯한' 인상을 주게 되기도 합니다. 이런 경우 환자분들께서 "시술 효과가 너무 좋았는데, 이상하게 어딘가 어색하다.”는 말씀을 하시는 경우가 종종 있습니다.

특히 나이가 들수록 얼굴보다 몸에서 노화가 더 빨리 진행되는 경우가 많습니다. 복부와 옆구리의 피하지방 증가, 팔 안쪽이나 겨드랑이 부위의 탄력 저하, 목주름 등은 얼굴 리프팅만으로는 가릴 수 없는 부위입니다. 얼굴을 아무리 잘 관리해도, 팔을 움직일 때 늘어진 피부가 보이거나 옷맵시에 영향을 주는 복부 라인의 변화가 그대로 드러난다면, 얼굴과 몸의 인상은 상호 보완이 되지 않고 서로 충돌하게 됩니다.

이와 같은 얼굴-바디 불균형을 방지하기 위해서는, 처음부터 전체적인 관점에서 안티에이징 전략을 세우는 것이 필요합니다. 얼굴을 먼저 개선했다면 그에 걸맞은 바디 케어를 병행하고, 바디를 먼저 다듬었다면 얼굴도 적절히 정돈하여 균형감을 유지해야 합니다. 예를 들어 미니거상술과 함께 목 부위에 QA핏 주사를 병행하거나, 턱선 리프팅과 동시에 상완부(팔뚝 살)나 복부의 지방 분해 시술을 진행하는 식의 ‘전략적 조합’은 매우 효과적인 접근이 될 수 있습니다.

안티에이징은 이제 단순히 한 부위의 주름을 펴거나, 꺼진 곳을 채우는 것을 넘어서고 있습니다. 얼굴만이 아닌 몸 전체, 피부 톤과 근육 라인까지 함께 고려하는 통합적 시각이 필요한 시대입니다. 얼굴과 몸 사이의 조화는 시술 결과를 ‘자연스러운 동안’으로 완성할 수 있는 결정적인 열쇠이며, 시선을 끌지 않는 ‘조용한 변화’를 가능하게 해주는 밸런스의 미학이라 할 수 있습니다.

― 조화로운 안티에이징의 원칙

안티에이징에서 가장 중요한 것은 나무가 아니라 숲을 보는 시각이라고 생각합니다. 환자분들이 자주 물어봅니다. "눈가 주름만 없애면 될까요?" 그런데 사실 그렇지 않습니다. 눈가에만 보톡스를 맞아서 주름이 사라져도, 볼이 쏙 들어가 있거나 턱선이 흐릿하면 어떻게 될까요? 오히려 더 어색해 보일 수 있습니다.

반대로 볼에만 계속 필러를 넣는 분들도 계십니다. 볼륨은 살아나지만 얼굴이 부어 보이거나, 때로는 실제 나이보다 더 나이 들어 보이기도 합니다. 아이러니합니다. 젊어지려고 한 것인데 말입니다. 제가 20년 동안 환자분들을 보면서 깨달은 것은 얼굴은 정말 유기적인 연결체라는 것입니다. 중안면부의 볼륨, 턱선의 윤곽, 눈썹 위치, 목의 탄력. 이 모든 것이 서로 영향을 주고받습니다. 하나의 균형이 깨지면 전체 인상이 왜곡됩니다.

그런데 또 하나 중요한 것이 있습니다. '선과 곡선의 조화'입니다. 젊은 얼굴의 특징이 무엇인지 아십니까? 윤곽선은 선명한데, 그 흐름이 부드럽습니다. 각진 부분과 둥근 부분이 자연스럽게 연결되는 것입니다. 그래서 안면거상술이나 필러 시술을 할 때도 단순히 처진 것을 위로 당기거나, 꺼진 것을 채우는 것이 전부가 아닙니다. 전체 윤곽의 흐름을 봐야 합니다. 부드럽고 유연한 곡선을 설계하는 것입니다.

그리고 이것은 얼굴만의 이야기가 아닙니다. 몸도 마찬가지입니다. 팔과 허리, 엉덩이와 허벅지, 부위마다 잘록한 지점이나 도드라진 지점들이 자연스럽게 연결되어야 합니다. 어느 한 부위만 과도하게 강조되면 마치 한쪽으로 기운 시소 같다고 할 수 있습니다.

그러면 모든 것을 한 번에 다 해야 할까요? 그것도 아닙니다. 여기서 중요한 것은 '동시성과 단계적 접근의 병행'입니다. 조금 어려운 말 같지만, 사실은 간단합니다. 얼굴과 몸은 같은 시간 안에서 함께 늙어갑니다. 당연한 얘기입니다. 그런데 한 부위만 갑자기 젊어지면 상대적으로 다른 부위가 더 늙어 보일 수 있습니다. 그렇다고 모든 시술을 동시에 받는 것이 항상 정답은 아닙니다. 환자분의 몸 상태도 고려해야 하고, 회복력도 따져봐야 하고, 무엇보다 일상생활에 지장이 없어야 하기 때문입니다. 그래서 저는 계획적으로 순서를 나누되, 각 시술이 서로 연결되도록 조율하려고 합니다.

그런데 또 하나 놓치기 쉬운 것이 있습니다. 심리적 조화라고 할 수 있습니다. 외모가 개선됐는데도 환자분이 만족하지 못하는 경우가 있습니다. 객관적으로는 분명 좋아졌는데 말입니다. 왜 그럴까요? 아마도 본인의 기대치와 결과 사이에 간극이 있거나, 또는 자신감 회복으로 이어지지 않았기 때문일 것입니다. 그래서 저는 시술 전에 환자분과 많은 대화를 나누려고 합니다. '어떤 모습을 원하시는지', '어떤 변화가 가장 만족스러울지' 이런 것을 함께 고민하는 것입니다.

— 얼굴 리프팅과 바디 컨투어링의 시너지

얼굴과 몸의 조화가 왜 중요한지 보여주는 흥미로운 연구 결과가 있습니다. 2023년 스탠포드대 연구팀에서 발표한 내용인데, 얼굴과 몸의 균형이 맞지 않으면 사회적 자신감이 67%나 떨어진다는 것이었습니다. 반대로 통합적 시술을 받은 사람들은 6개월 후 대

인관계 만족도가 89%나 올라갔다고 합니다. 시각적 조화가 뇌의 전전두엽을 활성화해서 긍정적인 자아상을 만들어내기 때문이라고 합니다.

얼굴 리프팅은 정말 놀라운 변화를 만들어냅니다. 피부 탄력이 살아나고 윤곽이 또렷해지면서 인상 자체가 생기 있게 바뀝니다. 단 한 번의 시술로도 5~10살은 젊어 보이는 효과를 낼 수 있습니다. 그런데 여기서 한 가지 아쉬운 점이 있습니다. 이런 변화가 몸과 연결되지 않으면 전체적으로 균형 잡힌 젊음을 표현하기 어렵다는 것입니다.

예를 들어볼까요? 턱선이 날렵하게 살아났는데 목선은 여전히 무너져 있다면 어떨까요? 팔뚝과 복부에 탄력이 없고 지방이 그대로 있다면 오히려 얼굴의 변화가 더 부각되어서 어색해 보일 수 있습니다. 마치 새 옷 위에 낡은 코트를 입은 것 같은 느낌이라고 할 수 있습니다. 특히 목과 데콜테 부위는 많은 분들이 놓치기 쉬운 부분인데, 얼굴이 젊어졌는데 목에 주름이 그대로 있으면 정말 어색합니다.

이런 단절을 막기 위해서는 바디 컨투어링이 함께 이루어져야 합니다. 바디 컨투어링은 단순히 지방만 빼는 것이 아니라 신체의 비율과 곡선을 다듬어주는 과정입니다. 마치 조각가가 조각상을 다듬듯이, 각 부위의 균형과 흐름을 고려해서 진행해야 합니다. 특히 중년 이후에는 팔뚝, 옆구리, 복부, 엉덩이와 허벅지 부위의 체형 변화가 두드러지게 나타나는데, 이 부위들의 라인을 정리해 주면 얼굴 리프팅 효과가 한층 더 자연스럽고 강력하게 느껴집니다.

조합 시술의 장점은 시각적 효과뿐 아니라 심리적 회복에도 도움이 된다는 점입니다. 얼굴 리프팅 후에는 '너무 달라진 것은 아닐까'라는 불안감이 생길 수 있는데, 이 시기에 바디 변화가 함께 나타나면 전반적인 만족도가 상승하고 심리적 회복도 빨라집니다. 요즘 제가 자주 권하는 QA핏 주사 같은 지방분해 시술을 병행하면 더욱 좋습니다. 회복 기간이 짧아서 일상생활에 큰 지장 없이 병행할 수 있기 때문입니다.

실제 임상에서도 얼굴 리프팅과 바디 컨투어링을 함께 받으신 환자분들의 만족도가 정말 높습니다. 외모 개선이 얼굴에만 국한되지 않고 전신의 젊음을 반영하기 때문입니다. 가장 좋은 것은 주변 반응입니다. '시술했는지는 모르겠는데 확실히 젊어졌다'라는 자연스러운 반응을 끌어내는 것입니다.

━ 전체적 밸런스를 고려한 시술 계획

우리 몸이 얼마나 정교하게 연결되어 있는지 보여주는 놀라운 연구가 있습니다. 2025년 MIT 생체역학 연구팀에서 발표한 내용인데, 얼굴의 표층 근막과 복부의 심층 근막이 신경과 혈관 네트워크로 긴밀히 연결되어 있다는 것이었습니다. 한 부위의 노화가 전신으로 확산하는 메커니즘까지 규명했다고 합니다. 강의 상류가 오염되면 하류까지 퍼지는 현상과 비슷하다고 할 수 있을 것 같습니다. 이런 연구 결과를 보면, 우리가 왜 신체의 균형을 종합적으로 진단하고 회복해야 하는지 명확해집니다. 제가 환자분들에게 "얼굴만 보면 안 됩니다."라고 말씀드리는 이유가 바로 여기에 있습니다.

실제 임상에서도 이런 연결성을 고려한 통합적 접근법이 단편적 시술보다 훨씬 자연스럽고 지속적인 결과를 보여줍니다. 다음 7가지 원칙은 이러한 전신적 균형을 바탕으로 개인별 맞춤 치료를 설계하는 핵심 가이드라인입니다.

<표15. 전체적 밸런스를 위한 가이드라인>

원칙	핵심 내용	핵심 포인트
종합적 평가와 진단	피부·구조·비율·생활 습관까지 포괄적 분석	겉모습이 아닌 전체적 조화
단계적 접근법	우선순위·회복 시간 고려한 순차 진행	무리 없는 단계적 계획
상호 보완적 시너지	시술 조합·간격 조절로 효과 강화	시술 간 균형 있는 조화
자연스러운 비율과 개성 존중	개성과 약간의 비대칭성 유지	'나다움'을 살린 자연스러움
시간적 고려와 회복 최적화	시술별 적정 시기·회복 고려	일정과 생활을 반영한 유연성
연결 영역 특별 관리	목·턱선·데콜테 등 전환 부위 주의	얼굴과 몸의 자연스러운 연결
생활 방식과의 통합	직업·사회생활·후속 관리 조화	지속 가능한 결과 유지

시술 계획에서 가장 먼저 강조해야 할 것은 단순히 '어디가 문제인가'를 찾는 것이 아니라, 그 부위가 얼굴 전체의 조화 속에서 어떤 의미를 가지는지를 이해하는 일입니다. 예컨대 볼이 꺼져 보인다고 해서 곧바로 필러를 넣는 것이 아니라, 턱선이나 눈가와의 균형 속에서 원인을 파악해야 제대로 된 해법을 찾을 수 있습니다.

시술은 한 번에 몰아서 진행하는 것보다 단계적으로 접근하는 것이 훨씬 유리합니다. 각 단계의 결과를 확인한 뒤 다음 단계를 미세 조정할 수 있기 때문에 과잉 시술을 예방하고, 환자분께 꼭 필요한 만큼만 시행할 수 있습니다. 이 과정에서 중요한 것은 시술 간의 리듬과 간격입니다. 지나치게 촘촘하면 피부가 지치고, 반대로 간격이 벌어지면 흐름이 끊어집니다. 음악이 적절한 템포와 간격을 가질 때 아름다운 선율을 만들어내듯, 시술에도 균형 있는 리듬이 필요합니다.

무엇보다 결과가 자연스럽고 개성을 살릴 수 있어야 합니다. 완벽한 대칭보다는 약간의 불완전함이 주는 조화가 오히려 더 매력적일 수 있다는 사실을 환자분이 이해하는 것이 중요합니다. 그리고 마지막으로, 아무리 훌륭한 시술 계획이라도 환자분의 생활 방식과 맞지 않으면 오래 유지되기 어렵습니다. 환자분께서 실제로 실천할 수 있는 후속 관리법을 함께 고민하는 것이 결과의 지속성과 만족도를 높이는 열쇠가 됩니다.

PART 2
연령대별
맞춤형 안티에이징 전략

━ 30대: 예방적 안티에이징의 시작

30대는 본격적인 노화가 시작되기 전, 미세한 변화가 하나둘씩 눈에 띄기 시작하는 시기입니다. 아침에 일어나면 베개 자국이 예전보다 오래 남아있고, 웃고 난 후 눈가 주름이 금세 사라지지 않는 것을 발견하게 됩니다. 이런 작은 신호들이 바로 본격적인 안티에이징을 시작해야 한다는 몸의 메시지입니다. 30대는 '예방의 창구'라고 불리는 가장 적절한 시점이며, 적절한 시술과 생활 습관만으로도 앞으로 10년, 20년 후의 외모와 피부 상태를 결정지을 수 있는 결정적인 시기입니다.

이 시기에 가장 중요한 안티에이징 전략은 '자연스러운 유지'입니다. 과도한 개입보다는 노화의 원인을 조기에 차단하고, 피부 구조를 안정화해 앞으로의 변화 속도를 늦추는 것이 핵심입니다. 30

대의 피부는 아직 자체 재생 능력이 충분히 남아있기 때문에 적절한 자극만 주어도 스스로 회복할 수 있는 힘이 있습니다. 콜라겐 생성을 촉진하는 레이저 시술이나 고주파 치료, PRP, 줄기세포와 같은 재생 시술이 이 시기에 특히 효과적입니다. 또한 표정근육의 과도한 사용으로 생기는 초기 주름에는 보톡스가 예방적 차원에서 매우 유용합니다.

30대에는 수술적 방법보다는 비수술적 접근이 더욱 적합합니다. 실리프팅, RF(고주파), HIFU(고강도 초음파), 레이저 같은 비침습적 리프팅이나 주기적인 피부 재생 시술이 이상적입니다. 지방층의 재배치를 유도하는 지방분해 주사 등의 시술도 효과적인 선택이 될 수 있습니다. 30대 초반부터 서서히 시작되는 볼륨 손실에 대비해서 필러나 콜라겐 부스터 같은 시술로 자연스럽게 볼륨을 유지하는 것도 좋은 전략입니다. 하지만 무엇보다 중요한 것은 '과하지 않게' 하는 것입니다.

30대 안티에이징의 가장 큰 장점은 '자연스러움'입니다. 아직 뚜렷한 노화 징후가 나타나기 전이기 때문에 시술의 효과가 훨씬 자연스럽고 티 나지 않게 나타납니다. 주변 사람들이 '시술했나?'라는 질문보다는 '피부가 좋아졌다', '요즘 뭔가 생기 있어 보인다' 같은 반응을 보일 확률이 높습니다. 이는 심리적으로도 자신감을 회복하고 외모에 대한 만족감을 높이는 데 큰 도움이 되며, 안티에이징의 시작을 '능동적인 관리의 출발'로 만들어 줍니다.

30대는 또한 '습관 형성의 시기'이기도 합니다. 이때 만든 좋은 관리 습관은 평생 갈 재산이 됩니다. 정기적인 병원 방문, 꾸준한 홈케어, 건강한 라이프스타일 등을 자연스럽게 생활의 일부로 만들어두면 40대, 50대가 되어서도 별다른 부담 없이 좋은 상태를 유지할 수 있습니다. 경제적인 관점에서도 30대 안티에이징은 매우 합리적인 투자입니다. 예방 차원의 관리는 나중에 하는 교정 치료보다 훨씬 비용 효율적입니다.

30대는 안티에이징의 골든타임입니다. 지나치게 늦지도, 너무 이르지도 않은 이 시기에 자신에게 맞는 전략을 세우고 꾸준하게 실천한다면 향후 40대, 50대를 훨씬 여유롭고 자연스럽게 맞이할 수 있습니다. 이 시기의 관리가 곧 10년 뒤, 20년 뒤 얼굴을 결정짓는 가장 중요한 투자라는 점을 기억해야 합니다.

─ 40대: 초기 노화 징후 대응법

40대에 들어서면 거울을 볼 때마다 '어? 언제부터 이랬을까?' 하는 순간들이 늘어납니다. 팔자 주름이 점점 깊어지고, 볼이 예전보다 더 꺼져 보이고, 턱선이 흐릿해지는 것을 발견하게 됩니다. 이제 더 이상 '피부 관리'만으로는 커버되기 어려운 구조적 변화가 시작된 것입니다. 그래서 40대는 본격적인 안티에이징 전략이 필요한 시기입니다.

40대 노화의 특징을 이해하는 것이 대응법의 첫걸음입니다. 이 시기에는 단순한 주름보다는 '구조적 변화'가 주된 문제가 됩니다. 중안면부가 꺼지면서 볼의 높은 지점이 아래로 내려오고, 하안면부의 볼륨도 감소하면서 전체적으로 얼굴이 길어져 보이기 시작합니다. 동시에 지방의 재분포도 일어나서 원래 있어야 할 곳에서는 볼륨이 빠지고, 없어야 할 곳에는 지방이 축적됩니다. 그래서 단순히 '끌어올리는' 방식만으로는 부족하고, 안면 구조의 안정성과 입체감을 동시에 회복할 수 있는 통합적 접근이 필요합니다.

40대 초기 노화에 가장 효과적인 대응법은 리프팅과 볼륨 개선을 병행하는 것입니다. 이때 가장 추천되는 조합이 바로 미니거상술과 지방분해 주사입니다. 40대는 아직 피부의 탄력성과 회복력이 어느 정도 유지되고 있기 때문에, 미니거상술을 통해 가볍게 구조를 재정렬해 주는 것만으로도 10년 이상 젊어 보이는 인상을 얻을 수 있습니다. 지방분해 주사는 이 시기의 지방 재배치 문제를 해결하는 데 매우 유효한 보조 수단이 되는데, 꺼진 부위에는 적절한 볼륨감을 회복시키고 쌓인 부위에는 지방을 선택적으로 분해하여 얼굴의 윤곽을 정돈해 줍니다.

비수술적 옵션들도 40대에는 여전히 효과적이지만 30대와는 접근 방식이 달라져야 합니다. 울쎄라나 써마지 같은 리프팅 시술, 스컬트라나 쥬베룩 같은 콜라겐 부스터를 고려해야 하고, 필러도 단순히 주름을 메우는 것이 아니라 전체적인 볼륨 구조를 회복하는 관점에서 접근해야 합니다. 보톡스도 표정 주름 개선을 넘어서 얼굴 전체의 근육 밸런스를 조절하는 용도로 사용할 수 있습니다.

이 시기에 또 하나 중요한 것은 '연결 부위에 대한 집중 관리'입니다. 손, 목, 팔 부위가 40대가 되면 얼굴보다 더 빠르게 노화의 징후를 보이기 시작합니다. 아무리 얼굴이 젊어 보여도 목에 주름이 많거나 손등에 혈관이 도드라지면 실제 나이가 드러나게 됩니다. 그래서 이제는 얼굴에 사용하는 것과 동일한 수준의 적극적인 관리가 이 부위들에도 필요합니다.

40대 안티에이징에서 무엇보다 중요한 것은 '자연스러움'입니다. 이 나이에 과도한 시술을 하면 오히려 더 나이 들어 보일 수 있습니다. 특히 인위적인 볼륨이나 무리한 리프팅은 본인의 표정과 동떨어진 어색한 결과를 낳기도 합니다. 그래서 시술 전 충분한 상담과 정밀한 해부학적 분석을 바탕으로, 본인의 얼굴형과 피부 상태를 고려한 맞춤형 접근이 필수입니다.

라이프스타일 관리도 40대부터는 더욱 중요해집니다. 30대까지는 어느 정도 방치해도 회복이 가능했지만, 40대부터는 관리를 소홀히 하면 바로 얼굴에 나타납니다. 규칙적인 운동, 충분한 수면, 스트레스 관리가 시술 효과를 유지하고 향후 노화를 늦추는 데 결정적인 역할을 합니다. 정기적인 관리 스케줄을 확립하여 3~6개월마다 정기적인 병원 검진을 받고 상태에 따라 적절한 시술을 받는 루틴을 만드는 것이 중요합니다. 40대는 안티에이징 투자의 '스위트 스팟'으로, 이때 적절한 투자를 하면 향후 20년간의 안티에이징 비용을 크게 절약할 수 있습니다.

━ 50대: 적극적 개입과 유지 관리

50대가 되면 거울을 보는 것이 때로는 충격적일 수 있습니다. '내가 언제 이렇게 늙었을까? 하는 순간이 찾아옵니다. 이제 더 이상 미용이나 관리의 영역이 아닌, 본격적인 '복원'과 '재건'이 필요한 시기입니다. 30~40대의 예방적 관리나 부분적 개선만으로는 한계가 있습니다. 처짐, 주름, 볼륨 손실이 복합적으로 나타나면서 얼굴 전체의 구조가 바뀌었기 때문에 이제는 구조적인 접근이 필요합니다. 하지만 50대는 적극적인 개입을 통해 가장 드라마틱한 변화를 만들어낼 수 있는 시기이기도 합니다.

이 시기의 시술 전략은 단연 '안면거상술'을 중심으로 한 수술적 접근입니다. SMAS층을 보다 확실히 당겨주는 심부 평면 안면거 상술이나, 중하안면부를 동시에 정리하는 복합 안면거상술이 적합한 시기입니다. 단순히 피부만 당기는 것이 아니라 근본적인 구조를 재정비하는 것입니다. 지방이식이나 자가 지방 활용을 통한 볼륨 회복도 매우 효과적인데, 본인의 지방을 이용해서 자연스럽게 복원하는 것이 핵심입니다. 이와 함께 지방분해 주사나 RF(고주파), HIFU(고강도 초음파), 레이저 등 피부의 텍스처를 개선하는 보조 시술을 병행하면 전체적인 인상이 훨씬 생기 있어 보이게 됩니다.

50대 안티에이징에서 빼놓을 수 없는 것이 바로 '연결 부위'의 관리입니다. 목과 데콜테 라인까지 시야를 넓혀 시술하면 자연스럽고 세련된 인상이 완성되는데, 이 나이에는 얼굴만 젊어져서는 안 됩니다. 목주름, 데콜테, 색소침착, 손등의 혈관 등이 모두 실제 나이를 드러내는 요소들입니다. 중요한 것은 이 모든 시술을 한 번에 무리해서 진행하기보다는, 순차적으로 환자분의 회복 속도와 컨디션에 맞게 계획하는 것입니다.

적극적 개입이 필요하다는 것은 곧 '회복과 유지의 균형'이 더욱 중요하다는 뜻이기도 합니다. 50대 이후부터는 회복 능력이 현저히 떨어지기 때문에, 시술 후 관리가 결과를 좌우할 수 있습니다. 상처 치유를 촉진하는 성장인자 요법, 흉터 최소화를 위한 나노 드레싱, 피부재생을 도와주는 레이저 관리 등은 회복을 빠르게 하고 부작용을 줄이는 데 도움을 줍니다.

호르몬 변화에 대한 대응도 50대 안티에이징의 핵심 요소입니다. 여성의 경우 폐경 전후로 에스트로겐이 급격히 감소하면서 피부가 얇아지고 탄력이 떨어지며, 남성의 경우에도 테스토스테론

감소로 인한 변화가 나타납니다. 이런 호르몬 변화는 단순히 외모뿐만 아니라 전반적인 건강과 컨디션에도 영향을 미치기 때문에, 필요하다면 호르몬 대체 요법도 고려해 볼 수 있습니다.

생활 습관 역시 섬세하게 관리되어야 합니다. 수분 섭취, 항산화 영양소 보충, 규칙적인 운동, 스트레스 관리, 자외선 차단은 여전히 기본이며, 특히 복합 비타민이나 여성호르몬 보충 요법 등 개별 맞춤형 건강관리도 병행되면 더욱 시너지 효과를 낼 수 있습니다.

심리적 접근도 50대 안티에이징에서는 매우 중요합니다. 이 시기에는 단순히 젊어 보이고 싶다는 욕구를 넘어서 정체성 문제와도 연결되어 있습니다. 사회적 역할의 변화, 자녀의 독립, 은퇴 준비 등 인생의 전환점에서 외모 관리는 자존감과 직결되는 문제가 되기도 합니다. 그래서 무작정 20~30대로 돌아가려고 하기보다는, 지금 나이에 가장 멋있고 당당한 모습을 만드는 것이 중요합니다.

50대의 안티에이징은 이미 진행된 노화를 인위적으로 지우려하기보다는, 얼굴과 몸의 구조를 새롭게 정돈하고 균형을 맞춰가는 과정입니다. 단순히 젊어 보이는 것이 아니라, '지금 나이에 가장 조화롭고 생기 있는 모습'을 만드는 것이 이 시기의 안티에이징 목표입니다. 나이에 맞는 품격 있는 아름다움과 자신감이 함께 어우러진 모습이야말로 50대가 추구해야 할 진정한 젊음입니다.

▬ 60대 이상: 자연스러운 젊음 되찾기

60대에 접어들면 안티에이징에 대한 관점이 완전히 달라집니다. '20대로 돌아가고 싶다'는 욕구보다는 '나이에 맞게 품위 있고 건강하게 보이고 싶다'는 현실적인 목표를 갖게 됩니다. 실제로 이 연령대에서 과도한 시술을 받으면 오히려 부자연스러워 보일 수 있습니다. 그래서 60대 이상의 안티에이징 접근은 무엇보다도 '자연스러움'과 '조화'를 최우선으로 고려해야 합니다. 지금은 얼굴의 움직임, 피부 두께, 지방 분포, 뼈 구조의 변화 등을 종합적으로 고려한 정밀한 맞춤 시술이 강조되고 있습니다.

60대 이상에서 가장 중요한 것은 '현실적인 목표 설정'입니다. 이 연령대에서는 과도한 시술이나 인위적인 리프팅보다는, 각 부위에 꼭 필요한 만큼의 개선을 통해 '나이 듦을 존중하면서도 건강하고 생기 있게 보이도록' 만드는 것이 핵심입니다. 환자분들도 대부분 '너무 늙어 보이지 않았으면 좋겠다', '건강해 보이고 싶다'는 현실적인 기대를 갖고 있습니다.

이러한 철학을 바탕으로 선택되는 대표적인 시술이 바로 미니거상술입니다. 흔히 '미니'라는 단어가 60대 이상에게는 너무 약한 수술로 인식될 수 있지만, 실제로는 미니거상술이 제공하는 제한된 박리와 박리된 층별 리프팅 기법이 오히려 고령층에 더 적합한 경우가 많습니다. 60대 이상의 피부는 얇아지고 회복력이 떨어지기 때문에 광범위한 수술보다는 정밀하고 선택적인 접근이 더 안전하고 효과적입니다. 특히 SMAS층을 정밀하게 당겨주는 방식은 과하지 않으면서도 눈에 띄는 젊어짐 효과를 줄 수 있습니다.

이와 함께 지방분해 주사는 60대 이상에서도 안전하게 적용될 수 있는 고효율 비수술적 시술입니다. 노화된 지방층은 기능적으로도 둔화되어 있기에, 지방세포의 활성을 개선하고 미세순환을 촉진하는 지방분해 주사의 작용 원리는 피부 탄력 회복과 안색 개선에 있어 중요한 역할을 합니다. 특히 목, 턱선, 광대 아래 부위처럼 미세한 조정이 필요한 영역에 효과적으로 사용됩니다.

60대 이상의 안티에이징에서 빼놓을 수 없는 것이 바로 '전체적 건강 상태'에 대한 고려입니다. 이 연령대에서는 고혈압, 당뇨, 심혈관 질환 등을 앓고 있는 분들이 많기 때문에, 사전 건강 검진을 바탕으로 마취 방법, 시술 시간, 회복 계획까지 세심하게 조율되어야 합니다. 또한 복용 중인 약물들도 꼼꼼히 체크해야 하고, 필요하다면 수술 전후로 약물 조정도 해야 합니다.

환자분들의 심리적 상태와 기대치 관리도 60대 안티에이징에서는 특히 중요한 부분입니다. 이 시기의 환자분들은 '너무 늙어 보이지 않았으면 좋겠다', '건강해 보이고 싶다'는 목표를 갖고 내원하시는 경우가 많습니다. 따라서 수술 전 충분한 상담을 통해 기대치와 현실을 일치시키는 과정이 무엇보다도 중요합니다.

수술 후 관리는 60대 이상에서 특히 더 중요합니다. 회복 능력이 떨어진 만큼 조직의 재생을 도와주는 관리 프로그램이 반드시 병행되어야 합니다. 성장인자 치료, 고주파 관리 등은 수술 후 흉터를 최소화하고, 피부 상태를 안정적으로 회복시키는 데 효과적입니다. 지방분해 주사를 반복적으로 병행하면 피부의 밀도와 탄력을 향상해 리프팅 효과를 보다 오래 유지할 수 있습니다.

60대 이상의 안티에이징에서 궁극적으로 추구해야 할 것은 '존경받는 노년의 아름다움'입니다. 억지로 젊어 보이려고 하는 것이 아니라, 나이에 맞는 품격과 우아함을 갖추면서도 건강하고 생기 있어 보이는 것이 목표입니다. 60대 이상의 진정한 젊음은 외모에서만 나오는 것이 아니라, 삶의 경험에서 우러나오는 자신감과 여유로움에서 나오는 것입니다.

PART 3
얼굴 부위별 맞춤 솔루션

─ 이마와 눈가: 표정 주름과 처짐 관리

이마와 눈가는 표정의 움직임이 가장 활발한 부위로, 노화의 징후가 가장 먼저, 그리고 뚜렷하게 나타나는 영역입니다. 특히 한국 여성들의 경우, 풍부한 표정과 자외선 노출, 그리고 독특한 동양인 안면 구조로 인해 30대 중반부터 이 부위에 노화 징후가 두드러지기 시작합니다.

이마 부위의 가장 흔한 노화 징후는 수평 주름과 표정 주름입니다. 이마의 수평 주름은 전두근의 반복적인 상하 움직임과 피부 탄력 저하로 인해 발생하며, 미간의 세로 주름은 눈썹주름근의 과도한 사용으로 생깁니다. 특히 미간 주름은 화난 표정이나 피로해 보이는 인상을 줄 수 있어 적극적인 관리가 필요한 부위입니다. 이마 처짐의 경우, 단순한 피부 처짐이 아닌 전두근 기능 저하와 측두근의 약화, 두피 조직의 이완이 복합적으로 작용하므로, 이를 모두 고려한 치료가 효과적입니다.

눈가 부위는 피부가 매우 얇고 지방층이 적어 노화에 더욱 취약합니다. 눈가의 대표적인 노화 현상으로는 눈꺼풀 처짐(눈꺼풀 피부의 늘어짐), 눈 밑 지방 돌출(안와 지방 탈출), 눈 밑 주름(미세한 주름), 그리고 눈 밑 움푹 패임(중안면부 부피 감소로 인한 굴곡 부각) 등이 있습니다. 또한 눈꺼풀 처짐은 미용적 측면 외에도 시야를 가리는 기능적 문제를 초래할 수 있습니다.

이마와 눈가 관리를 위한 치료법은 크게 비수술적 방법과 수술적 방법으로 나눌 수 있습니다. 비수술적 방법으로는 보톡스, 필러, RF(고주파), HIFU(고강도 초음파), 프락셔널 레이저, 성장인자 치료 등이 있으며, 각각의 방법은 환자분의 나이와 주름 정도, 피부 상태에 따라 선택적으로 적용됩니다. 보톡스는 표정근의 과도한 움직임을 제한해 동적 주름을 개선하는 데 효과적이며, 필러는 볼륨 감소로 인한 처짐이나 패임을 즉각적으로 채울 수 있습니다. RF(고주파)와 HIFU(고강도 초음파), 레이저는 피부 속 깊은 층에 열에너지를 전달해 콜라겐 생성을 촉진하고 SMAS층을 수축시켜 자연스러운 리프팅 효과를 가져옵니다.

수술적 방법으로는 내시경 이마거상술, 상안검 수술, 하안검 수술 등이 있으며, 보다 눈에 띄는 결과와 장기적인 개선을 기대할 수 있습니다. 특히 내시경 이마거상술은 최소 절개로 이마의 처짐을 개선하고 눈썹 위치를 자연스럽게 상승시켜, 개방적이고 생기 있는 눈매를 만들어줍니다. 또한 상안검 수술은 처진 눈꺼풀 피부를 제거하여 시야를 확보하고 또렷한 쌍꺼풀 라인을 만들 수 있으며, 하안검 수술은 튀어나온 지방을 재배치하거나 제거해 눈 밑 주머니와 다크서클을 개선할 수 있습니다.

최근에는 단일 시술보다 다양한 시술을 결합한 복합 치료가 주목받고 있습니다. 예를 들어, 이마 미니리프팅으로 전체적인 처짐을 개선하고, 보톡스로 이마와 미간의 표정 주름을 교정하며, 필러나 지방이식으로 볼륨을 회복시키는 방식입니다. 더불어 QA핏 주사를 눈가에 미세 주입하면 눈 주변 지방층의 건강한 대사를 촉진하고 미세 혈류 개선을 통해 눈 밑 다크서클과 패임을 개선하는 데 도움이 됩니다. 이러한 종합적 접근은 노화의 근본 원인인 조직 이완과 볼륨 감소, 순환 저하 등을 함께 해결함으로써 더욱 자연스럽고 지속적인 결과를 얻을 수 있습니다.

— 중년 눈 성형: 노화된 눈가의 종합적 해결책

눈가는 얼굴에서 가장 예민하고 복합적인 변화가 일어나는 영역입니다. 이마와 눈가에서 시작된 표정 주름이 점차 고착되면서, 중년기에 접어들면 눈가 전체의 구조적 변화가 본격화됩니다. 윗눈꺼풀의 처짐, 눈썹의 하강, 눈 밑 지방의 돌출과 함께 눈 주변의 전반적인 볼륨 감소가 동시에 진행되어, 단순한 주름 관리만으로는 해결하기 어려운 복합적인 노화 양상을 보이게 됩니다.

특히 중년기 눈가 노화의 특징은 여러 층위의 변화가 동시에 일어난다는 점입니다. 피부층에서는 탄력 저하와 처짐이 나타나고, 근육층에서는 눈꺼풀 올림근의 기능 약화와 안륜근의 이완이 발생하며, 지방층에서는 원래 위치에서 벗어난 재배치나 부족이 일어납니다. 더불어 뼈와 인대 구조의 변화까지 겹쳐, 눈가 전체의 입체적 구조가 무너지는 현상이 나타납니다. 이로 인해 눈이 작아 보이고, 시야가 답답해지며, 전체적으로 피곤하고 나이 들어 보이는 인상을 주게 됩니다.

중년 눈 성형이 다른 눈 시술과 구별되는 점은 바로 이러한 복합적 변화에 대한 종합적 접근입니다. 젊은 나이의 쌍꺼풀 수술이나 부분적 눈 밑 지방 제거와 달리, 중년 눈 성형은 상안검 성형, 눈썹 밑 거상, 하안검 성형을 유기적으로 결합하여 눈가의 전체적인 구조를 복원하는 것을 목표로 합니다.

상안검 성형은 처진 윗눈꺼풀 피부를 제거하고 약해진 근육 기능을 보완하여 또렷하고 시원한 눈매를 회복시킵니다. 절개선은 자연스러운 쌍꺼풀 라인을 따라 디자인하여 수술 후 흉터가 거의 보이지 않도록 하며, 과도한 제거보다는 적절한 양의 피부와 지방을 제거하여 자연스러우면서도 젊은 인상을 만들어냅니다. 하지만 윗눈꺼풀만 교정해서는 완전한 개선이 어려운 경우가 많습니다.

눈썹 밑 거상은 눈썹 바로 아래쪽을 절개하여 처진 눈꺼풀을 원래 위치로 올려주는 수술로, 상안검 성형만으로는 해결할 수 없는 깊숙한 처짐을 효과적으로 개선할 수 있습니다. 특히 눈과 눈썹사이의 간격이 넓고, 처짐이 심한 경우 상안검 성형과 눈썹 밑 거상을 함께 시행하면 시너지 효과를 얻을 수 있습니다. 눈썹의 자연스러운 아치형을 살리면서도 젊고 생동감 있는 눈매를 만들어내며, 눈썹과 눈 사이의 적절한 간격은 눈을 더 크고 또렷해 보이게 하여 전체적으로 생기 있는 인상을 만들어냅니다.

하안검 성형은 돌출된 눈 밑 지방을 정리하고 처진 피부를 개선하여 눈 밑 지방 주머니와 다크서클을 해결합니다. 이때 중요한 것은 지방을 단순히 제거하기보다는 적절히 재배치하여 자연스러운 볼륨감을 유지하는 것입니다. 과도한 지방 제거는 오히려 움푹 꺼진 인상을 만들어 더 나이 들어 보일 수 있기 때문입니다.

중년 눈 성형에서 특히 주목할 점은 한국인의 눈가 구조적 특성을 반영한 맞춤형 접근법입니다. 서양인에 비해 상대적으로 작은 눈, 두꺼운 윗눈꺼풀, 낮은 미간, 그리고 눈썹과 눈 사이의 좁은 간격 등이 고려되어야 합니다. 또한 젊은 시절 쌍꺼풀 수술을 받은 분들의 경우, 기존 라인과 자연스러운 조화를 이루면서도 노화로 인한 변화를 효과적으로 개선하는 것이 중요합니다.

중년 눈 성형의 효과를 극대화하기 위해서는 주변 부위와의 조화도 고려해야 합니다. 특히 중안면부의 처짐이 심한 경우, 눈가만 개선했을 때 오히려 부조화가 나타날 수 있습니다. 이런 경우 미니거상술과의 병행을 통해 얼굴 전체의 균형을 맞춰주는 것이 더 자연스럽고 만족스러운 결과를 가져옵니다. 눈가와 볼, 입가는 서로 연결된 구조이므로, 하나의 영역만 집중적으로 개선하기보다는 전체적인 조화를 고려한 통합적 접근이 필요합니다.

QA핏 주사를 눈가에 적용하는 것도 중년 눈 성형의 효과를 보완하는 좋은 방법입니다. 눈 주변의 미세한 지방층 개선과 혈류 순환 촉진을 통해 다크서클 완화와 피부 탄력 회복에 도움을 줄 수 있습니다. 이는 수술적 개선과 함께 눈가의 전반적인 생동감을 되찾는 데 기여합니다.

모든 환자분에게 상안검, 눈썹 밑 거상, 하안검 성형이 모두 필요한 것은 아닙니다. 개인의 노화 패턴과 정도, 생활 패턴과 회복 가능한 기간 등을 종합적으로 고려하여 가장 효과적인 조합을 선택하는 것이 중요합니다.

— 중안면부: 볼륨 감소와 처짐 해결책

광대, 눈 밑, 볼, 팔자 주름까지 이어지는 이 영역은 단순한 미용적 의미를 넘어서 얼굴의 전체적인 구조와 인상을 결정짓는 중요한 역할을 합니다. 그런데 노화가 시작되면 이 중안면부에서 가장 먼저 변화가 나타나기 시작합니다. 특히 30대 후반부터 볼의 볼륨이 서서히 줄어들고, 40대 중반 이후에는 눈 밑과 광대 아래가 꺼지며 팔자 주름이 깊어지고, 볼이 아래로 처지는 현상이 본격화됩니다. 이로 인해 얼굴이 전체적으로 길어 보이고, 피곤하거나 나이 들어 보이는 인상을 주게 됩니다.

중안면부의 노화는 여러 층에서 동시에 발생합니다. 먼저 피하지방의 감소 및 재배치가 중요한 요인입니다. 젊을 때는 얼굴 전체에 고르게 분포하던 볼의 지방 패드가 나이가 들수록 줄어들고 아래로 이동하면서 위는 꺼지고 아래는 무거워지는 구조적 변화를 유발합니다. 특히 SOOF(Sub-Orbicularis Oculi Fat)와 Malar fat pad라고 불리는 지방층이 줄어들고 이동하면서 광대가 꺼져 보이고, 눈 밑이 푹 꺼지거나 다크서클이 심해지는 인상이 됩니다. 여기에 진피층의 콜라겐과 엘라스틴 감소가 겹쳐 피부가 얇아지고, 탄력을 잃어 더욱 주름지고 늘어진 모습이 됩니다.

이러한 문제를 해결하기 위해 가장 효과적인 전략은 리프팅과 볼륨 보충의 병행입니다. 중안면부에 특화된 미니거상술은 절개 범위를 최소화하면서도 볼, 광대 아래, 팔자 주름 부위를 중심으로 효과적인 리프팅을 유도할 수 있습니다. 특히 중안면부는 표정 근육이 많아 부자연스러운 리프팅이 오히려 표정의 왜곡을 초래할 수 있기 때문에, 미세하고 정교한 박리와 정확한 고정이 핵심이 됩니다. 미니거상술을 통해 SMAS층과 인대 구조를 안정적으로 당겨 주는 방식은 얼굴의 전반적인 구조를 정돈하고, 중력 방향으로 처진 조직을 위로 끌어올려 더 젊고 또렷한 이미지를 만들어줍니다.

리프팅만으로 부족한 볼륨은 지방이식 또는 필러 시술을 통해 보완할 수 있습니다. 이때 단순히 꺼진 부위를 채우는 것이 아니라, 얼굴의 윤곽선과 볼륨의 흐름을 고려해 입체적으로 디자인하는 것이 중요합니다. 예를 들어 꺼진 광대 아래에 볼륨을 주면 얼굴이 더 밝고 생기 있어 보이며, 눈 밑에 볼륨을 부드럽게 연결하면 다크서클이 완화되고 얼굴이 덜 피곤해 보이는 인상을 줍니다. QA핏 주사 역시 중안면부 라인을 정리하는데 도움이 됩니다. 지방 대사를 자극하고 혈류를 개선하여, 볼륨감과 탄력 회복을 동시에 기대할 수 있기 때문입니다.

무엇보다 중요한 것은 이러한 시술들이 각각 따로 적용되는 것이 아니라, 중안면부라는 하나의 '구조적 유닛'으로 인식되어야 한다는 점입니다. 즉, 단순히 팔자 주름을 메우거나 광대에 볼륨을 주는 것이 아니라, 얼굴 중심에서 일어나는 복합적인 변화를 전체적으로 이해하고 설계하는 것이 핵심입니다.

중안면부의 개선은 그 자체로도 드라마틱한 안티에이징 효과를 주지만, 동시에 눈과 입 사이의 비율, 턱선과의 조화까지 영향을 미치기 때문에 얼굴 전체의 조화를 회복하는 데 매우 중요한 포인트가 됩니다. 중안면부의 볼륨과 탄력을 되찾는다는 것은 곧 얼굴에 생기를 불어넣고, 인상을 부드럽고 건강하게 되돌리는 첫걸음이라 할 수 있습니다. 안티에이징의 전략은 결국 '중심에서 시작되어야 한다'는 원칙이 여기에 적용됩니다.

— 턱선과 목: 선명한 윤곽 회복법

턱선의 무너짐은 대개 두 가지 원인이 복합적으로 작용합니다. 첫째는 지방 재분포입니다. 볼과 중안면부에서 내려온 지방이 중력의 영향으로 턱 밑에 쌓이면서 이중턱이 형성되고, 턱선의 경계가 흐려지게 됩니다. 둘째는 SMAS층과 연결되는 활경근과 피부 탄력의 약화입니다. 이 구조가 늘어지고 처지면서 턱과 목의 조직들이 아래로 당겨지고, 전반적인 윤곽이 무너지는 결과를 초래합니다.

목 부위는 구조적으로 지방층이 얇고 움직임이 많은 부위이기 때문에, 탄력 저하와 주름이 특히 빠르게 진행되는 특징이 있습니다. 여기에 활경근이라는 목 앞쪽의 근육이 약해지거나 분리되면, 흔히 '터틀넥 현상'이라고 불리는 세로 밴딩이 발생하여 노화 인상을 더욱 강화하게 됩니다.

이러한 문제들을 해결하기 위한 첫 번째 접근은 미니거상술을 통한 하안면 리프팅입니다. 특히 턱선과 턱 밑의 윤곽 개선을 목적으로 할 때, 귓볼 앞쪽에서 시작해 귀 뒤와 헤어라인으로 이어지는 절개를 통해, SMAS층을 당겨 올리고 불필요한 지방을 제거하거나 재배치하는 방식이 효과적입니다. 필요한 경우 활경근 근육을 묶어주는 근육 조정을 함께 시행하면 목의 세로 주름까지 개선할 수 있으며, 젊고 탄탄한 목선을 연출하는 데 큰 도움이 됩니다.

미니거상술과 더불어 QA핏 주사 역시 턱선과 목 부위에 활용될 수 있습니다. QA핏 주사는 이중턱 부위의 불필요한 지방을 자연스럽게 감소시키는 동시에 피부의 탄력을 높이는 데 기여합니다. 특히 수술적 접근이 부담스러운 환자분에게는 주사 요법만으로도 만족도 높은 결과를 기대할 수 있으며, 수술 후 유지 관리를 위한 보조 시술로도 매우 유용하게 사용됩니다.

이중턱을 효과적으로 개선하기 위해서는 경우에 따라 RF(고주파), HIFU(고강도 초음파), 지방분해 주사 등 다양한 시술과의 병합도 고려됩니다. 예를 들어 지방이 많은 경우에는 지방분해 주사로 볼륨을 줄이고, 남은 피부의 탄력 저하는 고주파 시술로 보완하는 방식입니다. 반면 근육 처짐이나 목 밴딩이 주된 원인일 경우에는 늘어진 활경근을 우선 교정하고, 남는 피부는 절제하는 수술을 병행해야 합니다.

중요한 것은 턱선과 목의 윤곽 회복이 단순히 미용상 개선을 넘어서, 전체적인 인상과 분위기, 이미지에까지 깊은 영향을 미친다는 점입니다. 선명한 턱선은 얼굴을 작고 입체적으로 보이게 하고, 깔끔한 목선은 자세까지 반듯하게 보이게 하는 효과를 줍니다. 결국 이 부위는 나이보다 더 젊어 보이게 만들거나, 반대로 조기에 노화를 드러내는 '결정적 구간'이기 때문에, 얼굴 중심부와 함께 반드시 통합적으로 관리해야 할 핵심 안티에이징 부위입니다.

— 이중턱 치료와 근육묶기: 명확한 얼굴 윤곽선 되찾기

이중턱은 많은 사람이 외모에서 가장 먼저 신경 쓰는 부분 중 하나입니다. 거울을 보면 턱 밑이 울퉁불퉁하거나 라인이 뚜렷하지 않고 묵직한 인상 때문에 스트레스받는 분들이 정말 많습니다. 얼굴을 정면에서 보았을 때는 잘 드러나지 않더라도, 측면이나 아래 각도에서 촬영된 사진을 보면 이중턱이 강조되면서 얼굴이 넓어 보이고 전체적인 윤곽이 흐려져 보이는 경우가 많습니다. 하지만 지방흡입을 해도 '왜 이렇게 라인정리가 안 되는가?' 싶은 이유는 단순히 '지방'만의 문제가 아니기 때문입니다.

이중턱은 세 가지 주요 요인이 개별적으로 또는 복합적으로 작용하여 발생하는 구조적 복합 현상입니다. 첫째는 피하지방의 축적으로, 특히 체중이 증가하면서 턱 밑 지방이 점점 두꺼워지면 턱선이 매끄럽게 연결되지 않고 중간에 불룩하게 튀어나온 부위가 생기게 됩니다. 둘째는 턱 밑 근육인 활경근의 처짐인데, 이 근육은 원래 목과 턱 아래를 지지하는 얇고 넓은 근육막 구조인데 나이가 들면서 이 근육이 약해지거나 가운데가 벌어지면 턱 아래 조직이 이완되어 이중턱을 형성하게 됩니다. 셋째는 해부학적 구조상의 이유로, 턱뼈가 짧거나 뒤로 들어간 경우 턱 밑 공간이 충분히 확보되지 않아 조금만 지방이 쌓여도 이중턱이 쉽게 도드라져 보이게 됩니다.

단순히 지방만 빼면 일시적으로는 괜찮지만, 지지 구조가 없기 때문에 다시 축 늘어지기 쉽습니다. 그래서 지방흡입 후에도 몇 달 지나면 '예전이랑 비슷해졌습니다'라는 말이 나오는 것입니다. 이중턱 지방흡입만 한 경우, 단기적으로는 분명히 턱 밑이 가벼워지고 부피가 줄어드는 느낌을 받습니다. 하지만 문제는 그 이후인데, 지방만 제거했기 때문에 탄력 없이 피부가 처지기 쉽고, 나이가 들수록 활경근의 지지력이 약해져 라인이 흐물흐물해질 수 있습니다. 또 흡입 위치가 정확하지 않으면 턱선이 고르지 않게 패이거나 울퉁불퉁해 보이는 경우도 있습니다.

이중턱 개선을 위한 효과적인 접근법 중 하나는 바로 '이중턱 나비묶기'입니다. 이 방법은 지방흡입 및 제거뿐만 아니라 활경근을 안쪽에서 '묶는다'는 개념입니다. 우선 지방흡입뿐만 아니라 최소한의 절개로 흡입으로는 제거하지 못한 활경근에 붙은 지방, 활경근 밑에 있는 보이지 않는 지방까지 확실히 제거합니다. 두 번째로 늘어지고 퍼져있는 활경근을 나비처럼 퍼지지 않도록 중앙으로 모아 안쪽 깊은 근막에 단단하게 고정해줍니다. 이는 턱 밑에서 벌어진 활경근을 정중선에서 봉합하여 근육의 지지력을 회복시키고, 턱 아래의 구조를 날렵하게 정리해주는 수술입니다.

<그림3. 늘어진 활경근묶기>

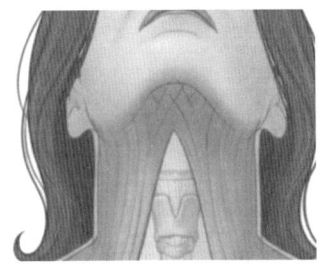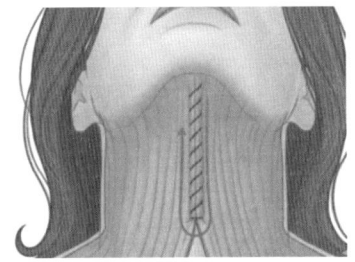

이중턱 나비묶기는 '턱밑 지방의 확실한 제거 + 늘어진 활경근의 구조 고정 + 피부 당김'이라는 3단계 원리를 동시에 적용합니다. 쉽게 말해, 지방흡입이 표면 정리라면 나비묶기는 속 근육과 지지대를 정비하는 정리 수술입니다. 결과적으로는 턱 밑 라인이 확실히 정리되고 정면에서도 V라인이 더 또렷하게 살아나고 옆모습에서 목선까지 매끈하게 떨어지는 인상을 만들 수 있습니다. 마치 '네크 코르셋'처럼 탄탄한 지지 구조를 형성하는 것입니다.

근육묶기를 포함한 이중턱 교정은 단순히 얼굴의 아래쪽만을 다루는 시술이 아니라, 전체적인 얼굴 윤곽의 흐름을 정리하고 목선까지 이어지는 자연스러운 곡선을 회복시키는 과정입니다. 턱선이 흐려지면 얼굴 전체가 커 보이고 인상이 답답해 보일 수 있지만, 명확한 턱선은 얼굴을 작아 보이게 하고 전체적으로 세련된 인상을 만들어줍니다. 그래서 단독으로 시행되기보다는 미니거상술이나 지방분해 시술과 함께 종합적인 접근의 일환으로 고려되는 경우가 많습니다.

― 미니거상술과 QA핏 주사의 얼굴 적용

미니거상술과 QA핏 주사는 얼굴 안티에이징에 있어 각기 다른 방식으로 접근하지만, 상호 보완적으로 활용될 때 더욱 탁월한 시너지 효과를 발휘하는 조합입니다. 미니거상술은 중안면부와 하안면부의 피부 및 연부조직을 정리해 처짐을 개선하는 데 탁월한 효과를 보이며, QA핏 주사는 지방의 재배치와 피부 탄력 개선을 통해 입체적인 얼굴 윤곽을 복원합니다.

미니거상술은 얼굴의 '프레임'을 정돈하는 역할을 한다면, QA핏 주사는 그 프레임 안의 '볼륨'과 '텍스처'를 완성하는 기능을 합니다. 예를 들어 중안면부가 처지고 팔자 주름이 깊어졌을 때, 미니거상술은 피부와 SMAS 층을 리프팅시켜 즉각적인 개선을 끌어냅니다. 그러나 이와 동시에 볼 부위의 볼륨이 꺼져 있거나, 불필요한 지방이 과도하게 집중되어 있다면 결과가 다소 어색해질 수 있습니다. 이때 QA핏 주사를 병행하면 과도한 지방은 줄이며, 피부 탄력은 끌어올려 전반적으로 더 자연스럽고 입체적인 안면 구조가 가능해집니다.

특히 QA핏 주사는 얼굴 윤곽선이 무너진 부위, 예를 들어 이중 턱이나 턱선 주변의 지방이 쌓인 부위에 국소적으로 적용되었을 때 그 효과가 더욱 극대화됩니다. 미니거상술로 턱선 아래의 피부를 당겨 정리한 후, QA핏 주사로 그 부위에 남은 지방을 줄여주면 선명한 라인이 살아나고, 리프팅 효과의 지속력도 높아집니다. 또한 눈 밑이나 광대 아래의 미세한 지방 재배치에도 유용하여, 단순한 리프팅만으로는 부족한 '볼륨의 흐름'을 자연스럽게 보완해 줄 수 있습니다.

중요한 것은 이 두 시술의 조합이 단순히 기능을 나누는 것이 아니라, 시간적 흐름과 생리학적 노화 양상을 함께 고려하여 설계되어야 한다는 점입니다. 미니거상술은 구조적으로 즉각적인 효과를 주지만 회복 기간이 필요한 수술적 접근이며, QA핏 주사는 비교적 짧은 다운타임을 가진 반복 시술이 가능한 방식이므로, 환자분의 일정, 회복력, 피부 상태에 따라 순차적이고 유기적인 계획을 세우는 것이 관건입니다. 예를 들어 미니거상술로 큰 틀의 리프팅을 먼저 시행한 후, QA핏 주사로 잔여 지방을 다듬거나 피부 상태를 점진적으로 개선해 나가는 방식은 많은 환자분에게 효과적이고 현실적인 안티에이징 솔루션이 될 수 있습니다.

더불어 QA핏 주사는 콜라겐 생성과 미세혈류 개선을 동시에 유도하기 때문에, 미니거상술 이후 피부의 텍스처를 회복하고 생기를 부여하는 데도 탁월합니다. 수술 후 생길 수 있는 일시적인 건조함이나 약해진 피부결을 개선해 주며, 피부 톤을 맑게 하고 잔주름을 줄이는 효과도 기대할 수 있어 결과의 완성도를 한층 높여줍니다.

PART 4
체형 부위별 맞춤 솔루션

— 얼굴라인: 페이스 슬리밍과 턱선 정의

얼굴라인은 우리의 전체적인 인상을 좌우하는 핵심 요소입니다. 나이가 들면서 얼굴 윤곽은 중력과 지방 재분배로 인해 점차 변화하게 됩니다. 특히 한국 여성의 경우, 서양인과는 다른 얼굴 골격 구조와 지방 분포를 가지고 있어 나이가 들면 턱선이 무너지고 이중턱이 생기는 경향이 두드러집니다. 페이스 슬리밍과 턱선 정의는 얼굴의 젊고 날렵한 V라인을 회복하기 위한 중요한 과정입니다.

페이스 슬리밍의 핵심은 얼굴 윤곽을 형성하는 지방과 근육 구조의 적절한 관리입니다. 우선 얼굴의 지방 분포를 이해해야 하는데, 얼굴 지방은 크게 표층 지방과 심부 지방으로 나뉩니다. 나이가 들면서 표층 지방은 감소하고 심부 지방은 중력에 의해 아래로 처지는 경향이 있습니다. 특히 볼과 턱 주변의 지방은 중력에 의해 아래로 이동하여 턱선을 무너뜨리고 이중턱을 형성합니다.

QA핏 주사는 이러한 문제를 해결하는 데 매우 효과적인 방법입니다. 특히 턱선과 이중턱 부위에 시행하면 지방이 효과적으로 감소하여 얼굴라인이 더욱 선명해집니다. QA핏 주사의 장점은 지방만 선택적으로 분해한다는 점입니다. 기존의 지방 분해 주사와 달리 주변 조직의 손상을 최소화하면서 지방 세포만을 효과적으로 분해합니다.

턱선 정의를 위해서는 지방 분해만으로는 부족할 수 있습니다. 턱선을 형성하는 근육과 근막 구조 역시 중요한 역할을 합니다. 턱선을 더욱 선명하게 정의하기 위해 저는 '근육묶기' 기법을 함께 적용합니다. 이는 미니거상술 과정에서 늘어진 목근육(활경근)을 해부학적으로 올바른 위치로 재배치하고 고정하는 기법입니다. 이를 통해 턱과 목의 경계가 더욱 선명해지고, 날렵한 턱선이 형성됩니다.

미니거상술과 QA핏 주사의 조합은 페이스 슬리밍과 턱선 정의에 있어 시너지 효과를 발휘합니다. 미니거상술을 통해 피부와 근막을 당겨 구조적 지지를 제공하고, QA핏 주사로 남는 지방을 효과적으로 제거함으로써 더욱 날렵하고 젊어 보이는 얼굴라인을 만들어낼 수 있습니다. 이러한 통합적 접근법은 단일 시술보다 더 자연스럽고 지속적인 결과를 제공합니다.

얼굴라인 개선을 위한 또 다른 중요한 요소는 '페이셜 볼륨 밸런스'입니다. 단순히 얼굴 전체를 슬림하게 만드는 것이 아니라, 볼륨이 필요한 부위(예: 광대, 관자놀이)는 보존하거나 오히려 볼륨을 더하고, 줄여야 할 부위(예: 볼 아래, 턱 밑)는 효과적으로 감소시키는 균형 잡힌 접근이 중요합니다. 이를 위해 지방 이식이나 필러를 보조적으로 사용할 수 있습니다.

얼굴라인은 얼굴뿐만 아니라 목과의 연결성도 중요합니다. 턱과 목의 경계가 선명하지 않으면 전체적인 얼굴라인이 무너져 보일 수 있습니다. 따라서 목의 피부 탄력과 근육 톤을 개선하는 것도 페이스 슬리밍과 턱선 정의의 중요한 부분입니다. 미니거상술에서 목 부위 처짐을 함께 개선하고, QA핏 주사를 턱 아래부터 목까지 확장하여 적용하면 더욱 조화로운 얼굴-목 라인을 만들 수 있습니다.

― 목과 데콜테: 종종 간과되는 노화 영역

많은 사람이 얼굴에는 세심한 관리를 하면서도 목과 데콜테는 소홀히 하는 경향이 있어, 결과적으로 젊어 보이는 얼굴과 노화된 목 사이의 불일치가 발생하게 됩니다. 이는 '목-얼굴 부조화(Neck-face discordance)'라고 불리는 현상으로, 전체적인 안티에이징 효과를 크게 감소시킬 수 있습니다. 특히 한국 여성의 경우, 서구인에 비해 상대적으로 짧은 목과 넓은 데콜테 구조를 가지고 있어, 이 부위의 노화가 더욱 두드러질 수 있습니다.

목과 데콜테 부위의 피부는 평균 0.5mm 두께로 얼굴 피부(약 2mm)에 비해 상대적으로 얇습니다. 이로 인해 외부 환경 요인에 대한 방어 기능이 약하고, 콜라겐과 엘라스틴 생산량도 적어 탄력 유지가 어렵습니다. 특히 목의 경우 경추 운동 범위가 넓어 피부가 잦은 신축을 반복하며, 데콜테 부위는 유방 조직의 무게를 지탱해야 하므로 중력에 의한 처짐 현상이 가속화됩니다.

이 부위의 노화는 주로 세로 목주름, 가로 목주름, 데콜테 라인 형성으로 나타납니다. 세로 목주름은 경추의 반복적 굴곡 운동(예:

스마트폰 사용시 머리 숙임 동작)에 의해 피부 표피층이 자주 접히면서 발생하며, 가로 목주름은 피부 탄력 섬유의 단백질 분해로 인해 형성됩니다. 데콜테 라인은 유방 조직의 처짐과 함께 피부 지지대 역할을 하는 쿠퍼 인대(Cooper's ligament)의 약화로 인해 깊은 주름이 생기는 현상입니다.

　이러한 노화 징후는 조기에 발견해 관리하는 것이 매우 중요합니다. 단순한 스킨케어 제품만으로는 근본적인 개선이 어렵기 때문에, 비침습적 치료와 주사 요법, 경우에 따라 수술적 접근까지 병행해야 하는 경우도 있습니다. 특히 QA핏 주사는 목과 데콜테 부위에 매우 효과적인 시술 중 하나입니다. 단순한 지방 감소를 넘어 혈액순환 개선과 탄력 섬유 회복을 동시에 유도하기 때문에, 잔주름과 탄력 저하가 함께 나타나는 이 부위에 특화된 솔루션이라 할 수 있습니다. 피부가 얇고 민감한 부위임을 고려해 정밀한 주입이 필요하며, 시술 후 충분한 보습과 자외선 차단이 병행되어야 효과가 극대화됩니다.

　보다 구조적인 개선이 필요한 경우, 미니거상술의 확장적 적용이나 실리프팅 등을 통해 목선을 정리하고 피부를 타이트닝할 수 있습니다. 특히 이중턱이나 넓어진 턱각 라인이 함께 있는 경우에는 하안면부 리프팅과 병행하여 목 부위의 연조직을 위로 견인하고 SMAS층을 정리해 주는 시술이 효과적입니다. 수술적 리프팅이 부담되는 환자분에게는 RF(고주파), HIFU(고강도 초음파) 등 다양한 에너지 기반 장비를 활용한 타이트닝 프로그램이 좋은 대안이 될 수 있습니다.

　데콜테 부위는 진피층의 콜라겐 밀도가 낮아 외부 자극에 더욱 민감하게 반응합니다. 잔주름이 잘 생기고 한 번 생긴 주름은 쉽게 개선되지 않기 때문에, 조기 예방과 집중 치료가 무엇보다 중요합니다. QA핏 주사를 비롯한 복합성분 주사는 데콜테 피부의 얇은 구조를 고려해 성분 조절이 필요하며, 미세 니들링이나 레이저 토닝과 병행할 경우 피부결 개선과 색소 완화에 시너지를 낼 수 있습니다. 시술 후에는 이 부위에 적합한 스킨케어를 따로 마련해 꾸준히 관리하는 것이 필요합니다.

목과 데콜테 관리는 단순한 미용적 개선을 넘어 후두부 근육 긴장 완화를 통해 만성 두통을 30% 감소시킬 수 있습니다. 또한 올바른 자세 유지를 통해 경추 추간판 압력을 45% 낮춰 목 디스크 예방에 기여합니다. 미용적 측면에서도 얼굴-목라인의 목선을 2cm 이상 길어 보이게 하여 전체적인 신체 비율을 개선합니다.

─ 팔과 등: 상체 라인 정리

많은 분이 팔과 등 부위의 라인 관리를 단순히 체중 감량이나 운동으로 해결할 수 있다고 생각합니다. 하지만, 실제 임상에서 경험해 보면 이 부위는 의외로 복합적인 요인이 작용하며, 안티에이징과 체형 관리 모두에서 고난도 영역에 속합니다.

폐경기 여성의 경우 에스트로겐 감소로 인해 팔뚝과 등 상부에 약 40%의 체지방 재분배가 발생합니다. 이는 피하 조직의 지방 세포가 내장 지방으로 전환되는 과정에서 피부 탄력 섬유가 약화하기 때문입니다. 특히 상완 뒤쪽, 즉 팔뚝 안쪽은 근육량이 감소하면서 지방이 쌓이고 피부가 처지기 쉬운 부위이며, 등에 생기는 브래지어 라인 아래 접힘살이나 옆구리로 이어지는 등살은 외관상 노화 이미지를 강하게 만드는 요인이 됩니다.

상체 라인에서 중요한 것은 단순한 지방 제거가 아니라, '피부 탄력 회복'과 '라인정리'를 동시에 고려한 통합적 전략입니다. 특히 팔 부위는 피부가 얇고 림프 순환이 느린 편이라 지방이 잘 빠지지 않고, 등은 움직임이 적어 피하지방이 단단하게 굳어 있는 경우가 많습니다. 이러한 특성 때문에 단순한 다이어트나 유산소 운동으로는 이 부위의 실질적인 개선이 쉽지 않습니다.

바로 이 지점에서 QA핏 주사의 역할이 중요하게 작용합니다. QA핏 주사는 단순히 지방세포를 분해하는 것을 넘어 혈관 확장과 림프 흐름을 개선하여, 분해된 지방과 수분의 정체를 동시에 해결할 수 있도록 돕습니다. 특히 지방 분포가 얇고 민감한 팔 안쪽이나, 섬세한 윤곽 정리가 필요한 등 라인에 적용할 경우 효과적인 변화가 가능합니다.

시술 전략은 환자분의 피부 상태, 지방 두께, 탄력 정도에 따라 달라집니다. 비교적 젊은 층이거나 피부 탄력이 남아 있는 경우에는 지방분해 주사 단독으로도 충분한 개선이 가능하지만, 피부 처짐이 심하거나 콜라겐 구조가 많이 무너진 경우에는 RF(고주파), HIFU(고강도 초음파) 같은 레이저 시술을 병행하는 것이 좋습니다. 특히 팔뚝과 등 라인은 의복에 가려지는 부위이므로 비교적 회복 기간에 여유를 두고 설계할 수 있다는 장점도 있습니다. 단, 시술 부위가 넓고 움직임이 많은 부위이므로 정확한 시술 계획과 주기적인 관리가 필요합니다.

등 부위는 단순히 미적인 관점 외에도 자세 교정과도 깊은 관련이 있습니다. 나이가 들수록 등 근육의 긴장도가 떨어지고, 어깨가

말리며 등이 굽는 경향이 나타납니다. 이러한 자세 변화는 등살을 더욱 부각하고, 체형 전체를 무거워 보이게 만듭니다. QA핏 주사를 통한 등 부위 지방 정리는 단순한 지방 축소에 그치지 않고, 등 근육의 자연스러운 윤곽을 드러내 주어 더 곧고 시원한 인상을 연출하는 데 도움을 줍니다. 특히 요가나 필라테스 등 자세를 중시하는 운동과 병행할 경우 효과가 배가됩니다.

팔과 등은 일반적으로 거울로 직접 보기 어렵고 본인의 시선에서는 쉽게 간과되지만, 타인의 시선에서는 오히려 가장 먼저 들어오는 부위입니다. 특히 여름철 민소매나 가벼운 옷차림을 할 때, 상체 라인의 정돈 여부는 전체적인 인상을 가름하는 중요한 기준이 됩니다. 따라서 이 부위의 안티에이징은 단순한 미용이 아닌, 라이프스타일의 질을 높이는 실질적인 변화의 시작이라고 할 수 있습니다.

― 복부와 옆구리: 중년 체형 변화 관리

중년 복부와 옆구리 관리에서 가장 중요한 점은 '내장 지방'과 '피하 지방'의 차이를 이해하는 것입니다. 내장 지방은 장기 주변에 축적되어 복부를 딱딱하고 볼록하게 만드는 지방으로, 건강 위험이 더 높지만 생활 습관 개선과 운동에 더 빠르게 반응하는 특성이 있습니다. 반면 피하 지방은 피부 아래 축적되어 건강 위험은 상대적으로 낮지만, 운동이나 식이 조절만으로는 제거하기 어려운 특성이 있습니다. 효과적인 중년 체형 관리를 위해서는 내장 지방 감소를 위한 생활 습관 개선과 피하 지방 감소를 위한 적절한 시술을 병행하는 통합적 접근이 필요합니다.

복부와 옆구리는 중년기에 가장 뚜렷한 체형 변화를 경험하는 부위로, 특히 40대 이후 호르몬 변화, 대사 속도 저하, 그리고 생활 패턴의 변화로 인해 복부와 옆구리에 지방이 축적되는 경향이 있습니다. 한국 여성의 경우 중년기에 접어들면서 복부와 옆구리 지방 축적이 두드러지는 '중심성 비만' 패턴으로 변화하는 특징을 보입니다. 이러한 체형 변화는 옷맵시를 해칠 뿐 아니라, 자신감 저하와 심리적 스트레스의 원인이 되기도 합니다.

중년기 복부와 옆구리 변화의 주요 특징은 크게 네 가지로 요약할 수 있습니다. 첫째, 내장 지방(Visceral fat)의 증가입니다. 내장 지방은 장기 주변에 축적되는 지방으로, 피하 지방보다 대사적으로 더 활발하여 염증 물질을 분비하고 인슐린 저항성을 증가시켜 다양한 건강 문제를 유발할 수 있습니다. 둘째, 피하 지방의 재분포로, 특히 여성의 경우 에스트로겐 감소로 인해 하체보다 복부와 옆구리에 지방이 우선하여 축적되는 경향이 있습니다. 셋째, 복부 근육의 약화와 분리(Diastasis recti)로, 특히 출산 경험이 있는 여성에게 흔히 나타납니다. 넷째, 피부 탄력 저하와 늘어짐으로, 이는 콜라겐 생성 감소와 반복적인 체중 변화의 결과로 나타납니다.

이 부위는 특히 지방이 깊고 단단하게 고착된 경우가 많기 때문에, QA핏 주사와 같은 고기능성 지방분해 주사의 효과가 가장 뚜렷하게 드러나는 부위이기도 합니다. QA핏 주사는 단순히 지방 세포를 줄이는 데서 끝나는 것이 아니라, 혈액순환과 림프 흐름을 개선합니다. 동시에 진피층 탄력 향상을 통해 피부 표면까지 매끄럽고 단단하게 정돈하는 효과를 기대할 수 있습니다. 특히 복부 하부나 옆구리 측면처럼 일반적인 운동이나 다이어트로는 개선이 어려운 부위에 적용하면 높은 만족도를 보여줍니다.

이러한 복부와 옆구리의 체형 변화에 대응하기 위해서는, 시술 계획이 면적 중심이 아닌 라인 중심으로 설계되어야 합니다. 단순히 '넓은 범위를 줄이는 것'보다, 체형 전체의 균형과 중심선, 골반과 흉곽 사이의 간격을 고려하여 '어디를 더 줄이고, 어디를 남겨 두느냐'가 더 중요해지는 것입니다. QA핏 주사는 국소적으로 적용 부위를 나눠서 주입할 수 있기 때문에, 이러한 세밀한 라인 조정에 매우 유리하며, 복부 전체가 아닌 특정 위치만 집중적으로 정리할 수 있다는 점에서 매우 유용한 도구입니다.

— 하체: 허벅지와 힙 라인 개선

하체는 여성의 실루엣을 결정짓는 중요한 부위이면서도 노화와 함께 가장 뚜렷한 변화를 겪는 영역입니다. 특히 한국 여성은 유전적 특성상 허벅지에 지방이 쉽게 축적되는 경향이 있으며, 나이가 들수록 힙라인의 처짐과 허벅지 셀룰라이트 증가로 인해 젊고 매끈한 하체 라인을 유지하기 어려워집니다.

하체 노화의 가장 큰 특징은 지방 분포의 변화와 함께 근육량 감소가 동시에 진행된다는 점입니다. 20대까지는 탄탄한 근육과 균형 잡힌 지방 분포로 자연스러운 S라인을 유지하던 하체가, 30대 중반부터는 점차 허벅지 안쪽과 바깥쪽에 지방이 불균형하게 축적되기 시작합니다. 특히 40대 이후에는 에스트로겐 감소로 인해 엉덩이 윗부분의 볼륨은 줄어들고 허벅지와 무릎 주변으로 지방이 재분배되면서 전체적인 하체 비율이 무너지게 됩니다.

허벅지 라인 개선에는 지방의 양과 분포 패턴에 따라 다양한 접근법이 필요합니다. 허벅지 바깥쪽에 불룩하게 튀어나온 지방으로 인한 '승마살'이 고민인 경우, 이 부위는 운동만으로는 쉽게 해결되지 않는 특성이 있어 QA핏 주사가 효과적인 솔루션이 될 수 있습니다. QA핏 주사는 지방세포를 선택적으로 분해하면서도 근막과 근육층은 보존하기 때문에, 허벅지의 전체적인 균형을 유지하면서 부분적인 윤곽 개선이 가능합니다. 특히 허벅지 안쪽 지방이 과도하게 축적되어 다리가 서로 닿는 현상(허벅지 마찰)이 있는 경우, 2~3회 정도의 QA핏 주사 시술로 자연스러운 허벅지 갭(Thigh gap)을 형성할 수 있습니다.

반면, 허벅지 전체적으로 지방층이 두껍고 셀룰라이트도 심한 경우에는 지방흡입과 QA핏 주사의 병합 요법이 권장됩니다. 먼저 지방흡입을 통해 과도한 지방을 제거한 후, 회복 과정에서 나타날 수 있는 불규칙한 표면이나 잔여 지방에 대해 QA핏 주사를 시행하는 방식입니다. 이러한 단계적 접근은 시술 후 체형 변화를 보다 세밀하게 컨트롤할 수 있어, 자연스럽고 조화로운 하체 라인을 완성하는 데 도움이 됩니다.

힙 라인 개선에 있어서는 단순히 지방을 제거하는 것보다 '리포스컬프팅(Liposculpting: 지방 조각술)'의 개념이 중요합니다. 노화로 인해 처진 힙을 높이고 둥글게 만들기 위해서는 상부의 불필요한 지방은 제거하면서, 동시에 하부와 측면의 곡선은 보존해야 합니다. 최근에는 힙 라인 개선을 위한 'Skinny BBL(Brazilian Butt Lift)'이라는 최소 지방이식 기법도 주목받고 있습니다. 이는 허벅지나 복부에서 소량의 지방을 채취해 힙 상부에 전략적으로 이식함으로써, 과도한 볼륨 증가 없이도 젊고 탄력 있는 힙 라인을 재창조하는 방법입니다.

　허벅지와 힙 라인의 안티에이징은 또 하나의 중요한 축인 '걸음 걸이와 체형 균형'과도 밀접하게 연결됩니다. 하체의 군살이 많아지면 보폭이 줄고 자세가 무너져, 전반적인 인상에서 피로하고 나이 들어 보이는 이미지를 줄 수 있습니다. 반면 하체 라인이 정리되면 걷는 자세가 달라지고, 상체와의 균형도 자연스럽게 맞춰지면서 보다 활기차고 젊은 인상을 주게 됩니다.

제5부

실전 가이드
- 시술과 관리

PART 1

시술 전 준비와 상담 가이드

성공적인 시술은 병원 문을 열고 들어오는 순간부터 시작되는 것이 아니라, 집에서 거울을 보며 '뭔가 달라졌다' 라고 느끼는 그 순간부터 이미 시작됩니다.

■ 1. 내 얼굴과 몸, 정확히 파악했나요?

'나 자신에 대한 정확한 이해'가 첫 번째 단계입니다.

- 거울을 보면서 느끼는 문제점이 정말 핵심 원인인지 확인
- 겉으로 보이는 증상과 실제 원인을 구분해서 파악
- 피부 깊숙한 곳의 상태까지 종합적으로 살펴보는 병원 선택

체크 예시: 팔자 주름이 깊어졌다고 생각했는데, 실제로는 볼의 볼륨이 줄어들면서 상대적으로 주름이 도드라져 보이는 경우

■ 2. 현실적인 기대치를 설정했나요?

시술은 타임머신이 아닙니다.

- 20년 전이 아닌, 현재 나이에서 가장 건강하고 생기 있는 모습을 목표로 설정
- 과도한 기대보다는 단계적이고 자연스러운 개선 계획 수립
- 결과 만족도를 높이고 과도한 시술 방지

올바른 기대: '5~10년 전의 탄력과 윤곽을 되찾고 싶어요.'

비현실적 기대: '20년 전 모습으로 완전히 돌아가고 싶어요.'

■ 3. 신뢰할 수 있는 의료진을 선택했나요?

같은 시술이라도 누구에게 받느냐에 따라 결과는 천차만별입니다.

- 의사의 경험과 전문성 확인
- 환자와의 소통 능력 및 상담 과정의 충실함
- 1mm 차이가 자연스러움을 좌우하는 미세 시술의 특성 고려

중요 포인트: 얼굴이나 몸의 미세한 부분을 다루는 안티에이징 시술은 의사의 기술과 경험이 결과를 좌우합니다.

■ 4. 내 건강 상태를 솔직히 공유했나요?

평소 복용하는 약, 알레르기, 과거 시술 경험을 반드시 솔직하게 공유

필수 확인 사항:

- 고혈압약 → 혈액순환에 영향
- 당뇨 → 회복 속도 변화
- 알레르기 → 사용 가능한 약물 제한

- 과거 시술 경험 → 조직 상태 파악 필요
- 기타 복용 약물 → 상호작용 가능성 검토

■ **5. 시술 후 생활을 미리 계획했나요?**

시술받는 것으로 끝이 아닙니다.

미리 준비할 것들:

- 며칠 정도 휴식이 가능한지 확인
- 집안일이나 육아를 대신해 줄 사람 확인
- 운동 재개 시기 계획
- 직장 복귀 일정 조정
- 중요한 모임이나 행사 일정과 겹치지 않는지 확인
- 회복 기간 중 필요한 용품 미리 준비

기억하세요: 준비가 잘 된 회복 과정은 결과를 더욱 만족스럽게 만들어줍니다.

완료 체크: ■ ■ ■ ■ ■ (5개 중 __개 완료)

이 모든 체크리스트를 하나씩 점검해 보시면, 시술에 대한 확신과 함께 마음의 여유도 생길 것입니다. 급하게 결정하지 마시고, 충분히 준비하고 신중하게 선택하시기를 바랍니다. 좋은 결과는 좋은 준비에서 나온다는 것이 제20년 경험의 결론입니다.

━ 기대효과와 현실적 목표 설정

시술을 앞두고 많은 분이 가장 먼저 떠올리는 질문은 '과연 얼마나 달라질까?'입니다. 정말 자연스러운 궁금증이죠. 하지만 여기서 중요한 건 단순히 '얼마나 변할까'만 생각하는 게 아니라, '그 변화가 나에게 어떤 의미인가', 그리고 '현실적으로 가능한가'를 냉정히 판단하는 것입니다.

먼저 시술의 목적을 명확히 해야 합니다. '예뻐지고 싶어요'라는 막연한 바람보다는 구체적으로 어떤 변화를 원하는지 파악해 보세요. 예를 들어 '처진 턱선을 정리하고 싶다.', '눈가 주름을 완화하고 싶다.', '볼륨이 빠진 볼에 생기를 더하고 싶다.'는 식으로 말입니다. 반드시 고려해야 할 것이 바로 '개인의 조건'과 '노화 정도'입니다. 40대의 미세한 변화와 60대의 구조적 노화는 접근 방식도, 기대할 수 있는 효과도 완전히 다릅니다.

같은 미니거상술이라 해도 40대는 자연스러운 리프팅과 처짐 예방이 주목적이라면, 60대는 이미 생긴 깊은 주름과 이중턱, 목선까지 함께 다뤄야 하는 복합적 접근이 필요합니다. 지방분해 주사 역시 지방의 양과 상태, 피부 탄력에 따라 같은 시술이라도 나타나는 효과는 매우 다를 수 있습니다. 따라서 시술의 기대치는 반드시 나의 현재 상태에 기반해서 설정해야 하며, 지나치게 높은 기대는 시술 후 실망으로 이어질 수 있다는 점을 기억하셔야 합니다.

현실적인 목표 설정을 위해 가장 효과적인 방법은 의사와의 충분한 상담입니다. 상담 과정에서 본인의 기대 사항을 구체적으로 전달하고, 의사의 전문적 의견을 통해 실현할 수 있는 범위를 파악하는 것이 중요합니다. 요즘 많은 병원에서는 컴퓨터 시뮬레이션이나 유사한 사례의 전후 사진을 통해 예상 결과를 보여주기도 합니다.

기대효과는 단지 '얼굴의 변화'에만 국한되지 않습니다. 시술을 통해 자신감이 회복되고, 사회적 활동이 활기를 띠며, 거울을 보며 스스로에게 긍정적인 피드백을 주는 변화 역시 중요한 성과입니다. 특히 중년 이후 시술을 받으신 많은 분이 "내가 내 인생을 다시 만들고 있는 느낌이 든다."고 말씀하십니다.

마지막으로 중요한 점은 기대효과가 시술 한 번으로 완성되는 결과가 아니라는 것입니다. 대부분의 안티에이징은 '과정'이며, 꾸준한 관리와 단계적 시술을 통해 점차 완성도를 높여가는 것이 바람직합니다. '단 한 번에 모든 것을 바꾸겠다'는 생각보다는 지금 가장 효과적인 방법을 통해 '한 단계 업그레이드'한다는 접근이 더 건강하고 지속 가능한 결과를 만듭니다.

─ 시술 의사 선택 시 고려 사항

시술의 성공 여부는 누구에게 받느냐에 따라 크게 달라집니다. 단순히 유명세나 온라인 후기만 보고 결정하기보다는, 본인에게 가장 적합한 의료진을 찾는 것이 중요합니다. 제가 환자분들과 만나면서 느낀 건, 의사의 실력, 전문성과 경험이 정말 중요하다는 점입니다.

안티에이징 시술은 단순히 기술만으로는 안 됩니다. 해부학적 지식은 물론이고, 노화가 어떻게 진행되는지에 대한 깊은 이해, 그리고 무엇보다 얼굴 전체의 균형을 볼 수 있는 미적 감각이 필요합니다. 얼굴이나 몸의 라인을 다루는 시술에서는 의사의 손끝 차이로도 전체적인 인상이 바뀔 수 있기 때문입니다.

상담할 때 의사와의 소통이 잘 되는지도 중요합니다. 많은 환자분이 '원장님과 대화가 잘 통한다.'는 이유로 의사를 선택하시는데, 이건 정말 중요한 기준입니다. 시술의 성공은 단지 결과뿐만 아니라 과정에서의 신뢰에 달려 있기 때문입니다. 본인이 원하는 부분과 걱정되는 점을 솔직하게 말할 수 있어야 하고, 의사는 이를 들어주면서 실현할 수 있는 결과와 한계를 정확하게 설명해 줘야 합니다.

의사의 시술 철학도 꼭 확인해 보는 것이 중요합니다. 어떤 의사는 자연스러움을 최우선으로 하고, 어떤 의사는 확실한 변화를 중시합니다. 또 어떤 의사는 가능한 한 작은 시술로 해결하려 하고, 어떤 의사는 근본적인 해결을 위해 큰 수술을 권하기도 합니다. 본인이 원하는 방향과 의사의 철학이 맞아야 나중에 결과에 만족할 수 있습니다. 예를 들어 '티 나지 않게 조금만 변하고 싶다.'고 생각하신다면 미세한 교정과 디테일을 중요하게 여기는 의사를 선택하는 게 좋고, '확실한 변화를 원한다'라면 구조적인 개선에 자신 있는 의사를 찾아야 합니다.

의사의 윤리 의식과 안전 기준도 반드시 확인해야 할 부분입니다. 안티에이징 시술도 의료 행위이기 때문에 환자분의 안전이 최우선이어야 합니다. 시술의 위험성과 한계에 대해 솔직하게 설명하고, 필요하다면 시술을 권하지 않을 수 있는 의사가 진정으로 신뢰할 만한 전문가입니다. 또한 사용하는 약물이나 재료가 안전한지, 시술실이 잘 갖춰져 있는지, 응급 상황에 대비책이 있는지도 꼭 확인해야 합니다.

병원 시스템도 중요합니다. 상담부터 시술, 그리고 사후 관리까지 전 과정을 체계적으로 관리해 주는 곳인지 살펴봐야 합니다. 시술 후 문제가 생겼을 때 어떻게 대처하는지, 정기적인 사후 관리가 이루어지는지, 다양한 시술 옵션에 대한 설명이 충분한지도 중요한 판단 기준입니다.

마지막으로 과도한 할인이나 지나친 광고 문구에 현혹되지 마시기를 바랍니다. 안티에이징 시술은 단순히 저렴하게 받는 게 중요한 게 아니라, 내 얼굴과 몸에 대한 섬세하고 정교한 작업입니다. 광고보다는 실제 상담을 통해 의사의 성향과 철학을 직접 느껴보고 결정하는 게 가장 현명한 방법입니다.

좋은 의사를 선택하는 것은 시술 성공의 절반입니다. 충분한 시간을 두고 여러 곳을 상담받아 보시고, 본인과 가장 잘 맞는 의료진을 찾으시기를 바랍니다.

─ 시술 전 필요한 검사와 준비 사항

시술을 받기 전 준비 과정은 중요한 여행을 떠나기 전 짐을 챙기는 것과 같습니다. 꼼꼼히 준비할수록 더 안전하고 만족스러운 결과를 얻을 수 있습니다.

몸의 전반적인 상태를 먼저 확인해야 합니다. 기본 혈액검사를 통해 혈액 성분, 간 기능, 신장 기능, 혈당 수치를 살펴보고, B형간염이나 C형간염, HIV 같은 감염 여부도 확인합니다. 이 중에서도 특히 중요한 것이 혈액 응고 검사인데, 이는 수술 중 출혈이 얼마나 잘 멈추는지를 미리 알아보는 검사입니다. 상처가 났을 때 얼마나 빨리 아물지 예측해 보는 것과 비슷합니다.

심전도 검사로 심장 상태도 점검하게 됩니다. 50세 이상이거나 심장에 문제가 있을 가능성이 있다면 좀 더 자세한 심장 검사가 필요할 수도 있습니다. 우리 몸의 엔진인 심장이 잘 돌아가고 있는지 확인하는 것입니다.

지방분해 주사를 맞을 분들도 신장 혈액검사는 꼭 필요합니다. 특히 간, 신장 기능 검사가 중요한데, 주입된 약물이 주로 간, 신장에서 처리되기 때문입니다. 우리 몸의 정화 공장인 간과 신장이 제대로 작동하는지 확인하는 것입니다. 혹시 약물에 알레르기가 있을 수 있으니 성분에 대한 테스트를 하기도 하고, 시술 부위의 지방층이 얼마나 두꺼운지 초음파로 측정하는 경우도 있습니다.

현재 복용 중인 모든 약물에 대해서도 꼼꼼히 검토해야 합니다. 특히 아스피린이나 와파린 같은 혈액을 묽게 만드는 약, 은행이나 인삼 같은 한약재, 오메가-3 영양제 등은 출혈 위험을 높일 수 있어서 잠시 중단해야 할 수 있습니다. 안면거상술의 경우 보통 2주 전부터 중단하는데, 이는 반드시 의사와 상의해서 결정해야 합니다.

흡연자에게는 금연이 매우 중요한 준비 사항입니다. 담배는 혈관을 수축시키고 산소 공급을 방해해서 상처 치유를 방해합니다. 화초에 물을 주지 않으면 시들듯이, 피부도 충분한 영양과 산소가 있어야 잘 회복됩니다. 가능하다면 시술 4주 전부터 금연을 시작해서 시술 후 4주까지 유지하는 것이 좋습니다. 완전히 끊기 어렵다면 최대한 줄이고 니코틴 패치 같은 대체 방법을 고려해 볼 수 있습니다.

알코올도 시술 전에는 피해야 합니다. 술은 혈관을 확장해 출혈 위험을 높이고 면역력도 떨어뜨릴 수 있습니다. 안면거상술의 경우 1주일 전부터 금주하는 것이 권장됩니다. 커피도 시술 당일에는 피하는 것이 좋습니다. 카페인이 혈압과 심박수를 상승시켜 시술 중 안정적인 상태를 유지하기 어렵게 만들 수 있기 때문입니다.

시술 전 영양 관리도 매우 중요합니다. 균형 잡힌 식사와 충분한 수분 섭취는 회복력을 높이고 수술 결과에도 긍정적인 영향을 미칩니다. 특히 단백질, 비타민 C, 아연 같은 영양소는 상처 치유와 콜라겐 생성에 필수적입니다. 수술 2~4주 전부터 이런 영양소가 풍부한 음식들을 적극적으로 섭취하는 것이 좋습니다.

피부 관리도 미리 준비해야 합니다. 시술 2~4주 전부터는 강한 자외선 노출을 피하고 자외선 차단제를 꾸준히 사용해야 합니다. 레티놀이나 AHA, BHA 같은 자극적인 성분이 포함된 화장품은 시술 1주일 전부터 사용을 중단하는 것이 좋습니다. 만약 수술 부위에 여드름이나 상처, 염증이 있다면 완전히 치료한 후에 수술받아야 합니다.

마지막으로 시술 동의서 작성 과정도 매우 중요합니다. 의사와 충분히 상담해서 시술 과정, 예상되는 결과, 발생 가능한 부작용, 회복 과정 등에 대해 자세히 알아보고, 궁금한 점은 모두 해결한 후 동의서에 서명해야 합니다. 나중에 예상치 못한 상황이 발생하지 않도록 미리 충분히 알아보는 것이 중요합니다.

PART 2
시술 과정과 회복

━ 미니거상술 과정 상세 설명

미니거상술의 실제 과정을 이해하시려면 먼저 이 수술이 왜 '미니'라고 불리는지부터 알아야 합니다. 전체 얼굴을 대대적으로 바꾸는 것이 아니라, 정말 필요한 부분만 정확하게 개선하는 것이 포인트이기 때문입니다. 그래서 수술 전 계획 단계가 특히 중요합니다.

수술은 대부분 국소마취나 가벼운 수면마취로 진행됩니다. 전신마취가 필요한 큰 수술과는 다릅니다. 마취가 충분히 이루어지면 미리 계획해 둔 절개선을 따라 수술을 시작합니다. 절개선은 귀 앞쪽이나 헤어라인처럼 눈에 잘 띄지 않는 곳에 만듭니다. 절개 크기도 전체 안면거상술에 비해 훨씬 작습니다. 하지만 작다고 해서 대충 하는 것은 아닙니다. 이 작은 절개창을 통해 필요한 모든 작업을 정밀하게 해내는 것이 미니거상술의 기술적 핵심입니다.

절개가 완료되면 피부를 조심스럽게 박리합니다. 여기서 중요한 것은 얼마나 깊이, 어느 방향으로 박리할 것인가입니다. 피부만 살짝 들어내는 것이 아니라 그 아래 SMAS층까지 접근해야 진짜 효과를 볼 수 있습니다. SMAS층은 얼굴 근육을 감싸고 있는 막 같은 구조인데, 이 층이 처지면서 얼굴 전체가 무너져 보이게 됩니다. 그래서 이 층을 제대로 당겨서 고정해 주는 것이 수술의 핵심입니다.

단순히 피부만 당기면 어떻게 될까요? 처음에는 팽팽해 보이지만 시간이 지나면 다시 늘어집니다. 마치 늘어난 고무줄을 겉에서만 묶는 것과 같습니다. 하지만 SMAS층까지 함께 당겨서 고정하면 훨씬 오래가는 탄탄한 결과를 얻을 수 있습니다. 이때 중요한 것은 인위적으로 과도하게 당기지 않는 것입니다. 또한, 입체고정으로 SMAS 층을 깊은 근막에 고정하는 것입니다. 본래 젊었을 때의 자연스러운 위치로 되돌려놓는 것이 목표입니다.

필요에 따라 불균형하게 쌓인 지방을 제거하거나 위치를 조정하기도 합니다. 반대로 꺼진 부위가 있다면 다른 부위의 지방을 이용해서 볼륨을 보충해 주기도 합니다. 이런 세밀한 조정 작업이 자연스러운 결과를 만드는 비결입니다.

조직을 적절한 위치에 고정할 때는 특수 제작된 강력한 봉합사를 사용합니다. 피부층과 SMAS층을 각각 적절한 강도로 봉합하여 장기적인 지지력을 확보합니다. 봉합사의 종류와 봉합 방법은 환자분의 피부 상태와 수술 범위에 따라 결정됩니다. 일반적으로는 녹지 않는 강도가 강한 봉합사로 깊은 층을 고정하고, 피부 표면은 가는 봉합사로 정교하게 봉합합니다. 고정하는 방향과 정도도 매우 중요한데, 1~2mm 차이가 전체 인상을 좌우할 수 있습니다. 특히 귀 앞쪽 부위의 봉합은 아주 세심하게 조절해야 합니다.

모든 고정이 끝나면 절개 부위를 봉합합니다. 봉합도 단순히 꿰매는 것이 아니라 여러 층으로 나누어 정교하게 진행합니다. 피부에 무리가 가지 않도록 하면서도 흉터가 최소화되도록 봉합하는 것이 중요합니다. 특히 헤어라인이나 귀 주변처럼 눈에 띄기 쉬운 부위는 더욱 신경 써서 봉합합니다.

수술이 끝나면 회복실에서 충분히 안정을 취한 후 귀가하실 수 있습니다. 바로 당일 퇴원이 가능하며, 미니거상술의 가장 큰 장점이 바로 이런 빠른 회복입니다.

― 원데이리프팅 시술 프로토콜

원데이리프팅이 정말 하루만에 가능한지 궁금해하시는 분들이 많습니다. 사실, 이것이 가능한 이유는 시술 과정 전체가 빠른 회복을 목표로 특별히 설계되어 있기 때문입니다.

가장 먼저 진행되는 것은 정밀한 사전 평가입니다. 일반적인 상담보다 훨씬 더 세밀하게 분석하는데, 이는 빠른 회복을 위해서는 환자분 개개인의 얼굴 구조와 노화 상태를 완벽히 파악하는 것이 꼭 필요하기 때문입니다. 요즘에는 3D 스캐닝 기술을 활용해서 피부 두께, 지방층 분포, 근막 층의 상태까지 정밀하게 분석합니다. 또한 혈관과 신경의 위치도 미리 파악해서 시술 중 손상 위험을 최대한 줄입니다.

마취 방법도 특별합니다. 원데이리프팅에서는 '빠른 회복 마취 시스템'을 사용하는데, 마취 효과는 충분히 유지하면서도 회복은 매우 빠르게 이루어지도록 설계된 것입니다. 기존의 마취제보다 훨씬 빨리 깨어나지만 시술 중에는 전혀 불편함을 느끼지 않도록 하는 특별한 약물 조합을 사용합니다.

실제 시술 과정에서는 '최소 손상 기법'을 적용합니다. 첫 번째 특징은 절개를 최대한 작게 한다는 것입니다. 기존 미니거상술보다도 20~30% 더 짧은 절개선을 사용하며, 특히 귀 뒤쪽 절개를 최대한 줄입니다. 이렇게 하면 수면 시 불편함도 줄어들고 회복 속도도 빨라집니다. 두 번째로는 조직을 분리할 때 특수제작된 수술기구를 사용해서 출혈과 손상을 최대한 줄입니다.

원데이리프팅의 중요한 기술은 얼굴 각 부위의 특성에 맞춰 서로 다른 방향과 강도로 지지력을 부여하는 방법입니다. 단순히 한 방향으로만 당기는 것이 아니라, 볼 부위는 볼 부위에 맞게, 턱선은 턱선에 맞게 각각 최적의 방향으로 고정하는 것입니다.

<그림 4. 절개선 디자인과 당김 방향의 원리>

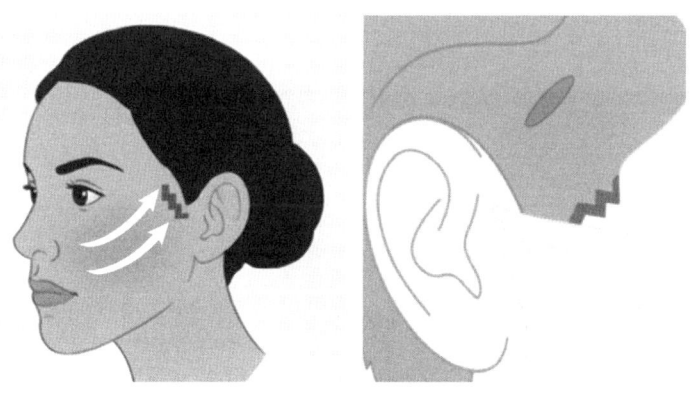

　절개선을 디자인할 때는 위쪽 뺨과 아래쪽 뺨을 가장 효과적으로 당길 수 있도록 사선 방향으로 잡는 것이 좋습니다. 이렇게 해야 리프팅 효과가 극대화되고, 결과가 더욱 자연스럽게 이어집니다.

　피부를 당긴 뒤에는 봉합 과정이 뒤따르는데, 이때 단순히 피부 표면만 묶는 것이 아니라 깊은 층까지 함께 고정해야 처짐이 다시 생기지 않고 오래 유지됩니다.

<그림 5- 봉합사를 이용한 다층 고정 원리>

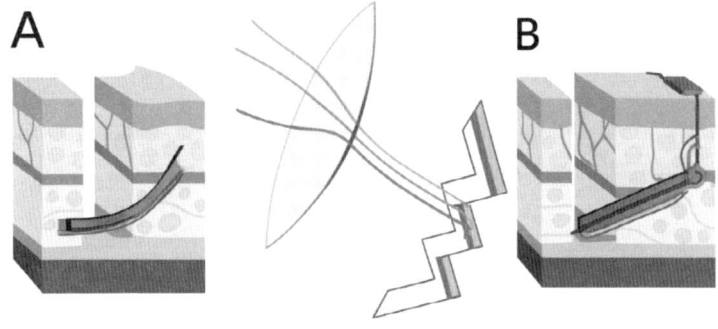

　그림 5에서 A 부분은 피부 속 깊은 층인 SMAS와 지방층을 봉합사로 잡아당겨 고정하는 모습을 보여줍니다. 이렇게 하면 피부 겉에만 힘이 가해지는 것이 아니라 속부터 단단하게 받쳐주기 때문에 더 자연스럽고 안정적인 리프팅 효과를 얻을 수 있습니다.

　B 부분은 봉합사가 피부 끝부분부터 지방층, 그리고 깊은 SMAS까지 여러 층을 함께 묶어주는 과정을 나타냅니다. 여러 층을 동시에 고정해 주기 때문에 얼굴 전체가 균형 있게 당겨지고, 리프팅 효과도 더 오래 유지됩니다.

따라서 피부를 봉합할 때도 특별한 기법을 사용합니다. 피부에 전혀 장력을 가하지 않고 단순히 가장자리를 맞댄 상태에서 아주 가는 실로 정교하게 봉합합니다. 이렇게 하면 흉터가 거의 남지 않을 뿐만 아니라 상처가 훨씬 빨리 아물어서 빠른 회복에 도움이 됩니다.

시술이 끝나면 바로 회복을 돕는 특별한 처치를 합니다. 먼저 특수 제작된 얼음찜질을 적용해서 부기와 멍을 최대한 줄입니다. 그 다음에는 림프 순환을 돕는 LED 레이저를 시행해서 체액 순환을 촉진하고 부종을 줄입니다. 마지막으로 항생제, 진통제를 이용해 감염, 통증을 조절합니다. 이런 즉각적인 조치들 덕분에 대부분의 환자분이 당일 일상생활로 바로 복귀할 수 있게 됩니다.

물론 당일 귀가가 안전한지 확인하는 과정도 중요합니다. 혈압이나 맥박 같은 생체징후가 안정되었는지, 출혈은 없는지, 통증은 조절되는지, 어지럽거나 메스꺼운 증상은 없는지, 기본적인 일상 동작이 가능한지 등을 꼼꼼히 체크합니다. 이 모든 항목이 안전하다고 판단될 때만 귀가를 허용합니다. 그리고 집에 가신 후에도 24시간 동안 병원에 바로 연락할 수 있는 시스템을 갖춰서 혹시 모를 응급 상황에 즉시 대응할 수 있도록 합니다.

이런 모든 과정이 유기적으로 연결되어야 진정한 원데이리프팅이 가능합니다. 단순히 빨리 끝내는 것이 아니라, 안전하면서도 효과적인 결과를 얻으면서 동시에 빠른 회복이 가능하도록 하는 것이 가장 중요한 포인트입니다.

─ 중년 눈 성형 시술 과정 완전 가이드

중년 눈 성형을 받기로 결정하셨다면, 실제로 어떤 과정을 거치게 되는지 궁금하실 것입니다. 상안검 성형, 눈썹 밑 거상, 하안검 성형을 함께하는 경우가 많은데, 각각의 특성을 고려해서 체계적으로 진행하는 것이 중요합니다.

수술실에 들어가면 가장 먼저 하는 일이 디자인입니다. 이게 정말 중요한 과정인데, 반드시 앉은 자세에서 평상시 표정으로 진행해야 합니다. 누워있을 때와 앉아있을 때 얼굴이 다르게 보이기 때문입니다. 중력의 영향을 받지 않는 실제 생활에서의 모습을 기준으로 해야 정확한 결과를 얻을 수 있습니다.

상안검 성형을 위한 디자인에서는 기존에 쌍꺼풀이 있다면 그 라인을 최대한 활용합니다. 제거할 피부와 지방의 양을 정하는데, 이때 1~2mm 차이로도 결과가 크게 달라질 수 있어서 정말 신중하게 측정합니다. 너무 많이 제거하면 부자연스럽고, 부족하면 효과가 없기 때문입니다. 눈썹 밑 거상은 눈썹의 원래 모양을 살려야 하는 것이 포인트입니다. 대부분 눈썹 바깥쪽이 많이 처지는데, 이 부분에 집중하면서도 전체적인 밸런스를 맞춰야 합니다. 하안검 성형은 사람마다 눈 밑 지방이 튀어나온 정도가 다르고 피부 상태도 다르기 때문에, 개별적으로 꼼꼼히 분석해서 계획을 세웁니다.

마취는 국소마취와 수면마취를 함께 사용해서 진행하며, 수술 중에는 아프지 않으면서도 회복은 빠르게 되도록 합니다. 마취가 잘 되었는지 확인한 후에 수술을 시작하는데, 이때 압박감은 느낄 수 있지만 통증은 전혀 없습니다. 수술하는 동안에는 계속 혈압이나 맥박을 체크해서 안전을 확인합니다.

상안검 성형부터 시작하는 경우가 많습니다. 미리 그어 놓은 선을 따라 정확하게 절개하는데, 우리나라 사람들은 서양 사람들보다 윗눈꺼풀이 두꺼운 편이라서 층별로 나누어서 조심스럽게 작업합니다. 피부를 제거하고, 필요하면 근육도 일부 정리하고, 지방도 계획한 적당량만 빼냅니다. 지방을 너무 많이 빼면 나중에 눈이 움푹 들어가 보일 수 있어서 주의해야 합니다.

봉합할 때도 여러 단계로 나누어서 합니다. 근육부터 차근차근 봉합해서 구조를 튼튼하게 만들고, 바깥쪽 피부는 아주 가는 실로 정교하게 꿰맵니다. 쌍꺼풀 라인이 자연스럽게 나오도록 하여, 기존 눈매와 어색하지 않게 만듭니다.

<그림 6. 상안검 성형 시술 과정>

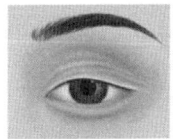 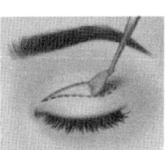 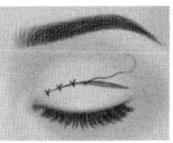 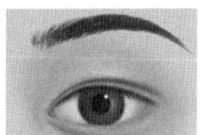

Step 1
정확하고
세밀하게 디자인

Step 2
절개 후 처진 피부,
지방, 근육 제거

Step 3
상안검거근
근육을 당겨 봉합

Step 4
또렷한 눈매로 개선

눈썹 밑 거상은 눈썹 바로 아래쪽을 절개하는데, 모발이 자라는 경계선을 따라 하기 때문에 나중에 흉터가 거의 안 보입니다. 눈썹의 자연스러운 곡선을 따라서 절개하고, 상황에 따라서는 눈썹 끝까지 연장하기도 합니다. 처진 부분을 위로 끌어올리면서 남는 피부는 제거하는데, 이때 눈썹의 예쁜 아치 모양을 그대로 살리는 것이 중요합니다. 무작정 위로 당기기보다는 부위별로 적절하게 조정해서 균형을 맞춥니다.

<그림7. 눈썹 밑 거상 시술 과정>

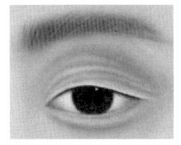 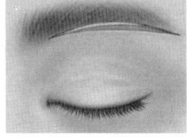 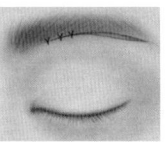 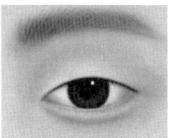

Step 1
수술 전

Step 2
절개 후 늘어진
피부 제거

Step 3
뼈막에 고정 후
피부를 당겨서 봉합

Step 4
수술 후

하안검 성형은 두 가지 방법이 있는데, 피부를 통해서 하는 통상적인 하안검 성형술과 눈 안쪽 결막을 통해서 하는 결막하 지방 재배치 방법입니다. 중년기에는 대부분 피부도 늘어져 있어서 피부 쪽으로 접근하는 경우가 많습니다. 아래 속눈썹 바로 밑을 따라 절개해서 흉터가 거의 안 보이게 합니다.

<그림8. 하안검 성형 시술 과정>

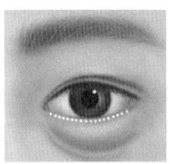 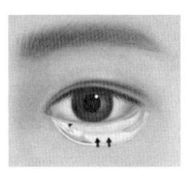 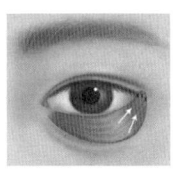 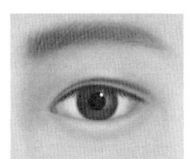

Step 1
속눈썹아래
미세 절개

Step 2
지방제거 또는
재배치

Step 3
처진 안륜근을
당겨 외안각 고정

Step 4
봉합 후 또렷하고
환한 눈매 완성

가장 중요한 것은 지방 재배치입니다. 그냥 **빼내기**만 하는 것이 아니라, 필요한 곳으로 옮겨서 자연스러운 모양을 만드는 것이 포인트입니다. 하안검 피부는 정말 얇고 예민해서 조금이라도 잘못 건드리면 눈꺼풀이 뒤집어지는 안검외반과 같은 합병증이 생길 수 있어서 매우 조심스럽게 작업합니다.

여러 수술을 함께 할 때는 순서가 중요합니다. 보통 위쪽부터 시작해서 아래쪽으로 내려가는데, 상안검 성형과 눈썹 밑 거상을 먼저 하고 하안검 성형을 나중에 합니다. 위쪽을 먼저 고치면 아래쪽에도 영향을 주기 때문입니다. 각 단계마다 충분히 시간을 두고 조직이 안정되기를 기다린 후에 다음 단계로 넘어갑니다. 미니거상술까지 함께 하는 경우라면 더욱 세심하게 계획을 세워서 얼굴 전체의 균형을 고려해야 합니다.

모든 수술이 끝나면 마지막으로 전체적인 모습을 점검합니다. 좌우가 대칭인지, 자연스러운 라인이 나왔는지, 처음에 계획했던 대로 잘 되었는지 확인합니다. 필요하면 미세한 부분을 조정해서 더 완성도를 높입니다. 그다음에 상처 부위를 깨끗하게 소독하고 안연고를 도포 후 압박 드레싱을 하게 됩니다.

수술이 다 끝나면 회복실에서 1시간 정도 얼음찜질하면서 상태를 지켜봅니다. 출혈은 없는지, 너무 많이 붓지는 않았는지, 컨디션은 어떤지 체크하고, 어지럽거나 속이 메스꺼운 증상이 없는지 확인합니다. 모든 것이 정상이라고 판단되면 그때 집으로 가실 수 있습니다. 얼음찜질할 수 있는 것들과 자세한 관리 방법을 알려드려서 집에서도 잘 회복할 수 있도록 도와드립니다.

─ QA핏 주사 시술 단계별 가이드

QA핏 주사 시술은 크게 네 단계로 나누어 진행됩니다. 사전 상담과 평가, 시술 준비, 주사 시행, 그리고 시술 후 관리 과정입니다.

먼저 사전 상담과 평가 단계에서는 환자분의 체형과 지방 분포, 피부 상태를 종합적으로 살펴봅니다. 가장 중요한 것은 문제가 되는 부위를 정확히 파악하는 것입니다. 앞면, 옆면, 뒷면에서 체형을 3차원적으로 분석해서 어느 부위에 어느 정도의 지방이 쌓여 있는지 정밀하게 평가합니다. 눈으로만 보는 것이 아니라 지방층 두께를 측정하는 도구를 사용하고, 초음파로 지방층 깊이를 확인하며, 체성분 분석기로 부위별 체지방률까지 측정해서 객관적인 데이터를 수집합니다.

이 단계에서는 QA핏 주사가 적합한지도 판단합니다. 허벅지 옆쪽의 승마살이나 팔 안쪽의 처진 지방, 복부 아랫부분의 불룩함처럼 국소적이고 명확하게 구분되는 지방 축적에는 QA핏 주사가 좋은 효과를 보입니다. 하지만 전체적인 비만이나 심한 근육 이완, 심각한 피부 처짐이 함께 있는 경우에는 지방흡입이나 다른 시술이 더 적합할 수 있습니다.

평가가 끝나면 구체적인 시술 계획을 세웁니다. 시술 부위의 정확한 범위를 정하고, 필요한 QA핏 주사의 용량을 결정하며, 주사를 놓을 위치와 간격을 설계합니다. 또한 예상되는 지방 감소량도 예측해서 환자분께 설명해 드립니다.

시술 준비 단계에서는 안전하고 효과적인 시술을 위한 사전 작업을 진행합니다. 시술 부위를 깨끗하게 소독한 후, 미리 계획한 주사 패턴에 따라 마킹합니다.

특히 중요한 것은 QA핏 주사 혼합액을 정확하게 준비하는 것입니다. QA핏 주사는 5가지 주요 성분으로 구성되어 있는데, 각 성분의 비율은 시술 부위와 환자분의 특성에 따라 세밀하게 조정됩니다. 예를 들어 피하지방이 두꺼운 복부나 허벅지에는 지방분해 성분을 좀 더 많이 넣고, 피부가 얇은 팔이나 턱 아래에는 혈관 확장 성분을 줄이고 피부 탄력 성분을 강화합니다. 나이에 따라서도 다른데, 20~30대는 기본 혼합비를 사용하고, 40대 이상은 피부 탄력 성분을 강화한 시니어 전용 배합을 주로 사용합니다.

실제 주사를 놓는 단계가 QA핏 주사의 가장 중요한 과정입니다. 특별히 설계된 주사기를 사용해서 정확한 깊이와 간격으로 주사합니다. 주입량은 부위마다 다르지만, 너무 많이 넣으면 오히려 고르지 않은 결과가 나오거나 부작용 위험이 높아질 수 있어서 적정량을 지키는 것이 중요합니다. 주사가 모두 끝나면 바로 시술 부위를 부드럽게 마사지합니다. 이는 약물이 지방층 전체에 고르게 퍼지도록 돕는 과정입니다.

시술 후 관리는 QA핏 주사의 효과를 높이고 빠른 회복을 위해 매우 중요합니다. 시술 직후부터 48시간까지는 특별한 주의가 필요한 시기입니다. 이때는 가벼운 압박 의류를 착용하고, 충분한 수분을 섭취하며(하루 2리터 이상), 알코올과 카페인은 제한하고, 맵거나 짠 음식은 피하는 것이 좋습니다. 시술 부위의 혈액순환과 림프 배출을 돕기 위해 가벼운 걷기 같은 저강도 활동은 도움이 됩니다. 반대로 격렬한 운동이나 사우나, 뜨거운 목욕은 2~3일동안 피해야 합니다.

━ 통합 시술 시 순서와 간격

여러 시술을 함께 받을 때 가장 먼저 고려해야 할 것은 기초 구조부터 정비하는 것입니다. 얼굴의 처짐이나 피부 탄력 저하가 주요 문제라면 미니거상술이나 원데이리프팅 같은 구조적 지지력을 회복하는 시술을 먼저 받는 것이 좋습니다. 이런 수술은 피부를 절개하거나 박리하기 때문에 조직이 회복되는 시간이 필요합니다. 보통 최소 2주의 회복 기간을 두고, 이 시기 동안 염증이 가라앉고 조직이 안정화되기를 기다린 후 다음 단계로 넘어갑니다.

미니거상술과 QA핏 주사를 함께 계획하는 경우, 수술적 시술인 미니거상술을 먼저 시행하는 것이 원칙입니다. 미니거상술로 피부와 근막 층의 구조적 개선을 완료한 후, 한 달 정도의 회복 기간을 거쳐 조직이 안정화되면 QA핏 주사로 세부적인 윤곽 정리와 피부 질감 개선을 진행합니다. 얼굴과 몸을 함께 개선하는 경우라면, 얼굴 시술을 먼저 한 후 QA핏 주사 같은 비수술적 체형 시술을 병행하거나 시간차를 두고 진행하는 것이 회복 부담을 줄이는 데 도움이 됩니다.

두 번째 단계는 볼륨을 회복하고 윤곽을 정리하는 과정입니다. 미니거상술로 피부를 당겼다면, 그 아래 꺼진 부위나 탄력이 부족한 영역에 지방이식이나 필러, QA핏 주사를 추가해서 전체적인 입체감과 볼륨 균형을 맞춥니다. 미니거상술 후 적용되는 QA핏 주사는 수술로 개선된 구조를 더욱 자연스럽게 정착시키고, 미세한 불균형을 보정하는 역할을 합니다. 미니거상술의 효과를 보다 부드럽고 자연스럽게 연결해 주는 보조 역할로 매우 효과적입니다.

미니거상술과 실리프팅의 조합을 고려하는 경우도 있는데, 이때는 신중한 접근이 필요합니다. 일반적으로는 두 시술을 동시에 진행하기보다는, 미니거상술로 주요 구조적 개선을 완료한 후 6개월 이상의 간격을 두고 필요시 실리프팅으로 추가적인 미세 조정을 하는 것이 안전합니다.

그다음은 바디 시술에 집중하는 단계입니다. 얼굴 시술이 어느 정도 안정화된 시점, 보통 수술 후 4주 정도 지나면 QA핏 주사를 본격적으로 몸에 적용할 수 있습니다. QA핏 주사의 순서도 전략적으로 접근해야 합니다. 일반적으로 복부나 허벅지 같은 넓은 면적을 먼저 시술하고, 이후 턱 아래나 팔, 무릎같이 세밀한 윤곽 조정이 필요한 부위를 시술하는 것이 효과적입니다. 넓은 부위의 변화가 전체적인 몸매에 더 큰 영향을 미치므로, 이를 먼저 개선한 후 세부적인 조정을 하는 것이 자연스러운 결과를 얻는 데 도움이 됩니다. 만약 여러 부위에 QA핏 주사가 필요한 경우, 한 번에 모든 부위를 시술하기보다 2~3회로 나누어 진행하는 것이 몸에 부담을 덜 주고 각 부위별로 최적의 효과를 얻는 데 유리합니다.

미니거상술과 QA핏 주사 외에도 보완적인 시술이 필요한 경우, 이를 전체 계획에 포함하는 것이 중요합니다. 예를 들어 미니거상술만으로는 해결되지 않는 이마 주름이나 눈가 잔주름에는 보통 보톡스나 필러 주입이 도움이 될 수 있습니다. 이런 보완 시술은 미니거상술 후 최소 4주 이후에 받는 것이 좋으며, QA핏 주사와 같은 날 받는 것도 가능합니다. 또한 QA핏 주사 후 피부 탄력 개선이 더 필요한 경우, RF(고주파)나 고강도 초음파(HIFU) 치료를 4주 후부터 병행할 수 있습니다.

통합 시술에서 놓치기 쉬운 중요한 부분은 시술과 시술 사이의 관리입니다. 미니거상술 후 QA핏 주사를 기다리는 동안에는 상처 회복에 집중하고, 부종을 줄이기 위한 림프 마사지나 가벼운 산책 등을 권합니다. 또한 이 기간에 QA핏 주사의 효과를 높이기 위한 준비로, 충분한 수분 섭취와 영양 균형을 유지하고, 지나치게 짜거나 단 음식은 제한하는 것이 좋습니다. QA핏 주사를 맞은 후에는 분해된 지방이 몸 밖으로 잘 배출될 수 있도록 하루 30분 이상의 가벼운 유산소 운동과 2리터 이상의 물 섭취를 권합니다.

― 단계별 회복 타임라인

회복 과정을 이해하시려면 단계별로 어떤 변화가 일어나는지 아는 것이 중요합니다. 단계마다 몸에서 일어나는 일과 해야 할 관리법이 다르기 때문입니다.

가장 먼저 시작되는 1단계는 즉시 반응기로, 시술 당일부터 2~3일 차까지입니다. 이 시기에는 미니거상술이나 원데이리프팅을 받은 부위에 부기, 멍, 통증, 열감 등이 나타날 수 있습니다. QA핏 주사 부위에도 가벼운 압통이나 홍조가 나타날 수 있습니다. 이는 몸이 조직 손상에 반응해서 생기는 자연스러운 과정입니다. 얼음 찜질이나 처방받은 진통제, 항생제로 관리하시면 됩니다. 특히 수술받은 부위는 움직임을 줄이고, 베개를 높게 해서 상체를 조금 세운 자세로 주무시는 것이 부기를 빼는 데 도움이 됩니다.

2단계는 회복기 초기로, 3일 차부터 2주 차까지입니다. 대부분의 환자분이 일상생활로 돌아갈 수 있는 시기입니다. 원데이리프팅이나 QA핏 주사만 받으셨다면 다음 날부터 가벼운 활동이 가능하고, 미니거상술을 함께 받으셨더라도 실밥을 제거한 후부터는 가벼운 세안과 기초 화장품 사용도 시작할 수 있습니다. QA핏 주사 부위는 이 시기에 피부가 살짝 당기는 느낌과 함께 윤곽이 정돈되는 것을 느끼시는 분들이 많습니다. 회복 속도는 개인차가 크기 때문에 무리한 운동이나 사우나, 음주는 피하시고, 물과 단백질을 충분히 섭취해서 회복을 도우시는 것이 좋습니다.

3단계는 효과 발현기로, 2~ 6주 차까지입니다. 부기와 멍이 거의 사라지고, 시술 결과가 점차 눈에 띄기 시작하는 시점입니다. 미니거상술은 이 시기부터 얼굴 윤곽이 정돈되고 리프팅 효과가 자연스럽게 드러납니다. QA핏 주사 또한 이때 지방 부피가 줄어들고, 피부가 부드럽게 수축하면서 전체적인 라인이 정돈됩니다. 수술 전보다 더 나은 얼굴 윤곽이나 몸매를 실감하는 시기이므로, 거울을 보실 때마다 만족도가 확실히 올라갑니다.

4단계는 리터치 및 유지관리기로, 6주 차부터 3개월까지입니다. 효과를 안정적으로 유지하고, 필요한 경우 보완 시술을 고려하는 시기입니다. QA핏 주사는 반복 시술이 이상적이며, 이 시기를 활용해서 시술 효과를 더욱 높일 수 있습니다. 또한 리프팅 효과가 자리 잡은 후, 꺼진 부위에 필러나 지방이식을 추가하거나, 잔주름 부위에는 보톡스, 레이저나 MTS 같은 보조 시술을 병행하는 것도 좋습니다. 얼굴 외에 목, 데콜테, 팔, 복부 등의 몸매를 함께 관리하는 프로그램을 연계하면 훨씬 통일감 있는 인상을 만들 수 있습니다.

마지막 5단계는 장기 유지기로, 3개월 이후입니다. 이 시기부터는 시술 효과가 대부분 안정화되고, 피부나 지방 조직의 생리적 회복이 마무리되며, 본인의 생활 습관이 결과에 직접적인 영향을 미치기 시작합니다. 자외선 차단을 잘하고, 충분히 주무시며, 균형 잡힌 식습관을 유지하는 것만으로도 리프팅 효과를 훨씬 오래 유지할 수 있습니다.

회복은 단순히 시간이 지나면 저절로 이루어지는 것이 아닙니다. 특히 미니거상술, 원데이리프팅, QA핏 주사처럼 얼굴과 몸을 동시에 다루는 통합적 안티에이징 시술의 경우, 각 시술의 회복 단계가 어떻게 맞물리고 어떻게 관리되느냐에 따라 전체 결과가 달라질 수 있습니다.

PART 3
시술 후 관리와 효과 지속법

— 미니거상술 후 관리 방법

미니거상술을 받고 나면, 그 순간부터가 진짜 중요한 시간입니다. 아무리 숙련된 의사에게 훌륭한 수술을 받아도, 이후 관리를 제대로 하지 않으면 기대했던 결과를 얻기 어렵습니다.

시술 직후부터 3일까지가 가장 중요한 시기입니다. 이때는 부기와 멍이 가장 많이 나타나는데, 얼음찜질을 잘하는 것이 가장 큰 도움이 됩니다. 수술 후 초기에는 봉합 부위의 안정성이 가장 중요합니다. 미니거상술은 피부와 SMAS층을 함께 고정하는 수술이므로, 급격한 표정 변화나 과도한 입 벌리기는 봉합 부위에 장력을 가해 치유 과정을 방해할 수 있습니다. 이 시기에 가장 도움이 되는 것은 머리를 높게 유지하는 것입니다. 잠잘 때도 베개를 두세 개 받쳐서 심장보다 머리를 높게 하면 얼굴로 피가 몰리는 것을 막아 부기를 많이 줄일 수 있습니다.

미니거상술 후에는 실밥 제거까지 7일간은 상처 부위에 물이 들어가지 않게 하는 것이 중요합니다. 이는 절개 부위의 감염을 방지하고 초기 치유를 돕기 위함입니다. 처방받은 진통제와 항생제는 시간을 정해서 빠짐없이 드시는 것이 중요합니다.

많은 분이 놓치는 부분 중 하나가 '고개 숙이지 않기'입니다. 시술 후 심심해서 책을 읽거나 핸드폰을 보려고 무의식중에 고개를 숙이게 되는데, 이렇게 하면 얼굴로 피가 몰려서 회복이 늦어질 수 있습니다. 실밥을 빼기 전까지는 샤워할 때도 조심해야 하고, 특히 상처 부위에 비누나 샴푸가 닿지 않도록 주의해야 합니다. 화장은 실밥 제거할 때까지는 피하는 것이 좋으며, 사우나, 수영, 심한 운동도 모두 피해야 합니다.

실밥을 제거하고 나면 멍과 부기가 눈에 띄게 줄어들기 시작합니다. 이제부터는 차가운 찜질보다는 따뜻한 찜질이 더 좋습니다. 혈액순환을 도와서 남은 부기를 더 빨리 빼줍니다. 가벼운 산책 정도는 오히려 회복에 도움이 되고, 이때부터는 햇빛 차단에 특히 신경 써야 합니다.

실밥을 뺀 후에는 상처 부위에 흉터 연고를 발라주는 것이 도움이 됩니다. 수술 후 형성되는 섬유화 조직을 부드럽게 풀어주면 흉터가 덜 보이게 됩니다. 너무 세게 누르지 말고, 바셀린이나 흉터 연고를 조금 발라서 부드럽게 원을 그리듯 마사지하면 됩니다.

4~6주가 지나면 안정기에 접어듭니다. 이 시기에는 대부분 일상생활로 완전히 돌아갈 수 있고, 가벼운 운동도 다시 시작할 수 있습니다.

미니거상술의 최종 결과는 보통 3~6개월에 걸쳐 점진적으로 나타납니다. 부종이 완전히 빠지고 조직이 새로운 위치에 안착하면서 자연스러운 리프팅 효과가 완성됩니다. 남아있는 약간의 멍은 이제 화장으로 가릴 수 있고, 거울을 볼 때마다 자연스럽게 변화된 모습에 만족감을 느끼게 될 것입니다.

이 시기부터는 피부 재생 레이저나 고주파 관리를 함께 받으면 오래 유지하는 데 도움이 됩니다. 하지만 여전히 사우나나 찜질방 같은 뜨거운 곳이나 강한 자극은 피하는 것이 좋습니다. 골고루 잘 먹고, 물을 충분히 마시고, 잠을 푹 자는 것이 이제 피부 건강을 지키는 기본이 됩니다.

오래 유지하려면 3개월, 6개월, 1년 후에 병원에 가서 상태를 확인받는 것이 좋습니다. 시간이 지나면서 생기는 잔주름이나 볼륨 감소는 보톡스나 필러 등으로 보완할 수 있습니다. 미니거상술의 성공은 시술 자체만큼이나 그 이후 관리에 달려 있다는 점을 꼭 기억하시기를 바랍니다.

— 중년 눈 성형 후 관리와 회복 포인트

중년 눈 성형을 받고 나면 '이제 어떻게 관리해야 하지?'라는 걱정이 가장 먼저 들 것입니다. 수술만큼이나 중요한 것이 바로 수술 후 관리입니다. 올바른 관리 방법을 알고 실천하면 회복 속도도 빨라지고 결과도 훨씬 만족스럽게 나옵니다.

첫 24시간이 회복의 성패를 좌우하는 중요한 시간입니다. 집에 도착하자마자 베개를 겹쳐서 상체를 30도 정도 높여주시기를 바랍니다. 중력의 도움으로 부기를 줄일 수 있으며, 처음에는 불편하더라도 이것만 잘해도 다음 날 확실히 차이가 납니다. 냉찜질은 15분 하고 15분 쉬는 것을 반복하되, 직접 얼음을 대지 말고 반드시 수건이나 거즈로 감싸서 사용하시기를 바랍니다. 너무 오래 하거나 세게 누르면 혈액순환에 방해가 되므로 적당한 강도로 하는 것이 중요합니다.

첫날 밤에는 눈 주변이 뻐근하고 어색한 느낌 때문에 잠들기 어려울 수 있습니다. 처방받은 진통제를 시간에 맞춰 복용하시고, 잠들기 전 집 주변을 가볍게 산책하시면 혈액순환에도 도움이 되고 숙면에도 도움이 됩니다. 단, 고개를 숙이거나 무리한 활동은 절대 피하시기를 바랍니다.

수술 후 2~3일째가 부종이 가장 심한 시기입니다. 거울을 보고 놀라실 수도 있지만 이는 정상적인 과정이니까 너무 걱정하지 마시기를 바랍니다. 특히 아침에 일어났을 때 더 부어 보일 수 있는데, 하루 종일 활동하다 보면 점차 가라앉습니다. 멍은 개인차가 크지만 대부분 3~4일째부터 나타나기 시작해서 처음에는 빨갛다가 점차 보라색, 노란색으로 변하면서 1~2주 정도에 걸쳐 사라집니다. 컨실러나 화장으로 충분히 가릴 수 있는 정도입니다.

부종을 줄이기 위해서는 식습관도 신경 써야 합니다. 짠 음식은 당분간 피하시고 물은 충분히 드시기를 바랍니다. 술은 최소 1주일, 가능하면 2주간 끊는 것이 좋으며, 사우나나 찜질방 같은 고온 환경은 한 달 정도 피하시기를 바랍니다. 열을 직접적으로 받으면 부기가 더 심해질 수 있기 때문입니다.

세안과 드레싱 관리도 중요한 부분입니다. 세안은 다음 날부터 조심스럽게 가능하며, 수술 부위는 직접 건드리지 말고 주변만 살살 닦아주시기를 바랍니다. 거품이 많은 세안제보다는 순하고 자극이 적은 제품을 사용하는 것이 좋습니다. 드레싱 교체는 처방받은 대로 정확히 시행하시고, 손을 깨끗이 씻은 후 병원에서 받은 무균 상태의 거즈와 테이프를 사용하시기 바랍니다. 상처에 분비물이 있다면 생리식염수로 부드럽게 닦아낸 후 처방받은 안연고를 발라주시면 됩니다.

머리 감기는 2~3일 후부터 가능하지만, 고개를 너무 숙이지 않도록 주의하시기를 바랍니다. 미용실에서 하는 것처럼 머리를 뒤로 젖히고 감는 것이 이상적입니다. 헤어드라이어 사용 시에는 뜨거운 바람을 얼굴에 직접 쐬지 않도록 조심하시기 바랍니다.

실밥 제거와 회복 단계도 부위별로 다르지만, 대부분 7일째에 제거합니다. 실밥을 빼기 전까지는 수술 부위가 물에 닿지 않도록 특별히 주의해야 합니다.

실밥을 뺀 후부터는 흉터 관리가 중요해집니다. 실리콘 겔이나 흉터 연고를 사용하여 흉터가 두껍게 자라는 것을 방지하시기 바랍니다. 마사지는 2주 후부터 시작하되, 부드럽게 원을 그리며 하루 2~3회 정도 시행하시기 바랍니다. 화장은 실밥 제거 후부터 가능하지만, 처음에는 가벼운 베이스 메이크업 위주로 시작하시고 아이 메이크업은 2주 후부터 조심스럽게 시작하시기를 바랍니다.

일상생활 복귀 시기는 직업에 따라 다릅니다. 사무직의 경우 3~4일 후부터 복귀가 가능하지만, 컴퓨터 작업 시 눈의 피로를 줄이기 위해 자주 휴식을 취해야 합니다. 눈이 건조할 경우 인공눈물을 수시로 점안하시기 바랍니다. 집중해야 하는 업무는 1주일 정도 후부터 점진적으로 늘려가는 것이 좋습니다.

안구건조증은 수술 후 일시적으로 나타날 수 있는 증상입니다. 인공눈물을 자주 점안하시고, 바람이나 에어컨 바람을 직접 맞지 않도록 주의하시기 바랍니다. 콘택트렌즈 착용은 실밥 제거 후부터 가능합니다.

장기적인 효과 유지를 위해서는 꾸준한 관리가 필요합니다. 자외선 차단은 가장 기본적이면서도 중요한 요소로, 365일 자외선 차단제를 사용하고 외출 시에는 선글라스를 착용하시기 바랍니다. 눈가 마사지를 생활화하는 것도 도움이 되는데, 아이크림을 바를 때 가볍게 원을 그리며 마사지하면 혈액순환을 촉진하고 부기를 예방할 수 있습니다.

정기 검진은 1주, 1개월, 3개월, 6개월째 받으시고, 1년 후부터는 연 1회 정도 받으시면 됩니다. 초기에는 회복 상태를 점검하고, 후기에는 장기적인 효과와 만족도를 평가합니다. 대부분 2~3개월 후에는 자연스럽고 만족스러운 결과를 보실 수 있을 것입니다.

— QA핏 주사 후 관리 포인트

QA핏 주사를 맞고 나면, 많은 분이 '이제 다 끝났다'고 생각하시는데, 사실 이때부터가 진짜 중요합니다. 아무리 좋은 시술도 관리가 뒤따르지 않으면 그 효과가 반감되기 때문입니다. 시술은 30분이면 끝나지만, 관리는 그 후 며칠, 때로는 몇 주에 걸쳐 이어집니다.

시술 직후에는 미세한 발적과 약간의 부기가 생기는 것이 정상입니다. 마치 가벼운 운동 후 근육이 뭉치는 것처럼, 피부와 조직이 약물에 반응하는 과정입니다. 대부분 수 시간에서 1~2일 이내에 자연스럽게 가라앉지만, 이 시기를 어떻게 보내느냐에 따라 회복 속도가 크게 달라집니다.

첫날 관리의 핵심은 '진정'입니다. 얼음찜질을 자주 해주면 부기와 멍을 최소화할 수 있습니다. 다만, 직접 얼음을 피부에 대지 말고 얇은 수건으로 감싸서 5분씩, 한 시간에 한 번 정도 가볍게 눌러주시면 좋습니다. 시술 부위는 최소 24시간 동안 물에 젖지 않게 하고, 이 시기에는 피부가 매우 예민해져 있어서 평소 문제없던 제품도 자극이 될 수 있으므로 화장품이나 각종 뷰티 디바이스 사용은 피하는 것이 좋습니다.

둘째 날부터는 전략이 바뀝니다. 이제는 '배출'에 집중할 차례입니다. 가벼운 세안과 보습이 가능해지고, 이때부터는 오히려 온찜질이 더 효과적입니다. QA핏 주사의 성분 중 일부는 대사와 림프 순환을 촉진하는 특성이 있어, 따뜻한 온도가 약물의 작용을 도와줍니다. 마치 얼어있던 꿀이 따뜻해지면 더 잘 퍼지는 것과 비슷합니다.

혈액순환이 촉진되면 분해된 지방이 더 효과적으로 배출되므로, 가벼운 스트레칭이나 걷기 같은 유산소 운동도 이 시기부터는 권장합니다. 하지만 사우나, 격한 운동, 음주는 최소 3일간은 피해야 합니다. 특히 술은 염증 반응을 악화시키고, 과도한 열은 멍과 부기를 더 오래 남길 수 있습니다.

제가 환자분들께 항상 강조하는 것은 '물 많이 드세요'입니다. 왜 그럴까요? QA핏 주사로 지방세포가 분해되면 그 부산물들이 림프와 혈관을 통해 체외로 배출되어야 하는데, 이 과정에는 충분한 수분이 필요하기 때문입니다. 하루 최소 1.5리터, 가능하면 2리터 이상의 물을 마시는 것이 이상적이며, 카페인이나 당분이 많은 음료는 오히려 수분을 배출시킬 수 있으니, 생수나 허브차를 주로 선택하시면 됩니다.

얼굴에 시술받으셨다면, 회복기 동안은 자외선 차단이 더욱 중요합니다. QA핏 주사는 단순 지방분해만 하는 게 아니라 피부 탄력을 강화하는 성분들도 포함하고 있어서, 시술 후에는 피부 대사가 한층 활발해집니다. 이때 자외선에 노출되면 색소침착이나 자극 반응이 생길 수 있으므로, SPF 지수가 높은 자외선 차단제를 꼼꼼히 바르고 가능하면 모자나 양산도 사용하시면 좋습니다.

시술 후 1주일 동안은 메이크업보다는 기능성 선크림과 수분크림 위주의 간단한 스킨케어가 피부에 더 좋습니다. "화장도 못 하나요?"라고 걱정하시는 분들도 계시지만, 이 기간을 잘 지키면 오히려 더 빨리 일상으로 돌아갈 수 있습니다.

체형 때문에 시술을 받으셨다면, 이 기간에 급격한 체중 변화는 피하는 것이 좋습니다. 갑자기 체중이 늘거나 줄면 결과가 고르지 않을 수 있기 때문입니다.

마지막으로, QA핏 주사는 그 자체로도 효과적이지만 전체적인 안티에이징 전략과 함께할 때 더욱 빛을 발합니다. 지방층이 얇아지면서 느껴지는 볼륨 손실은 때로는 미세 지방이식이나 필러로 보완하고, 피부결 개선은 고주파나 재생 레이저로 유지하는 것이 효과적일 수 있습니다.

▬ 일상 복귀 시점과 주의 사항

시술 후 환자분들의 큰 관심사 중 하나는 '언제부터 일상생활이 가능할까요?'입니다. 각자의 상황과 일정이 있으니 당연한 질문입니다. 다행히 현대의 안티에이징 시술들은 과거보다 훨씬 빠른 회복을 가능하게 합니다. 하지만 '빠른 회복'과 '완전한 회복'은 다른 개념이라는 점, 꼭 기억해 주셨으면 합니다.

<표16. 시술 후 단계별 회복 과정 및 관리 방법>

복귀 시점	가능한 활동	제한 사항	특별 관리법
미니거상술			
수술 당일 ~3일 차	· 가벼운 휴식	· 머리 감지 않기 · 시술 부위 과도하게 만지지 않기 · 강한 자외선 노출 피하기	· 얼음찜질로 부기 최소화
3일 차 ~1주 차	· 가벼운 외출 가능 · 간단한 업무	· 격한 운동 피하기 · 사우나, 음주 금지 · 강한 자외선 노출 피하기	· 병원 안내 세안 방법 준수 · 자외선 차단제 꼼꼼히 바르기
1주 차 ~10일 차	· 본격적인 일상 복귀 · 가벼운 화장 가능	· 실밥 제거 전까지 주의	· 부기와 멍이 상당히 가라앉음
QA핏 주사			
시술 당일	· 바로 업무나 외출 가능	· 격한 운동 피하기 (1~2일) · 사우나, 음주 피하기 (1~2일)	· 가벼운 부기와 발적 정도만 나타남 · 얼음찜질로 부기 최소화
1~2일 차	· 일상생활에 큰 지장 없음	· 주사 후 1~2일은 격한 운동, 사우나, 음주 피하기	· 이틀째부터 온찜질로 순환 도움 · 주사 성분이 더 효과적으로 작용
1주일 이후	· 정상적인 생활	· 특별한 제한 없음	· 멍이나 부기가 1주일 이내에 자연 흡수

"하루만 쉬어야 할까요, 일주일 쉬어야 할까요?"라는 질문을 자주 받는데, 이는 시술의 종류와 개인의 회복력에 따라 다릅니다. 원데이리프팅은 그 이름처럼 당일 시술, 당일 귀가가 가능한 것이 가장 큰 장점입니다. 많은 환자분이 다음 날부터 화장이나 가벼운 업무가 가능하다고 느끼시지만, 여기서 '가능하다'는 것은 '외형적으로 큰 문제가 없다'는 의미일 뿐, 조직 내부는 여전히 회복 중입니다.

모든 수술에 공통으로 중요한 것은 자외선 차단입니다. 회복 중인 피부는 자외선에 평소보다 훨씬 민감한 상태이므로, 색소침착이나 자극 반응을 방지하기 위해 자외선 차단제를 평소보다 더 꼼꼼히 발라야 합니다.

마지막으로 드리고 싶은 조언은, 회복 기간에 대한 기준은 '평균'일 뿐 모든 사람에게 똑같이 적용되지 않는다는 점입니다. 체질, 나이, 시술 범위, 평소 생활 습관에 따라 회복 속도는 크게 달라질 수 있습니다. 자신의 몸이 보내는 신호에 귀 기울이고, 조금이라도 이상하다 싶은 점이 있다면 주저하지 말고 병원에 문의하시는 것이 좋습니다.

━ 시술 효과를 오래 유지하는 비결

시술만으로 젊음이 유지된다면 얼마나 좋을까요? 하지만 안티에이징은 일회성 이벤트가 아니라 정원을 가꾸는 것과 같습니다. 아름다운 꽃을 심었다고 해서 영원히 그 상태로 유지되지는 않고, 꾸준한 관심과 돌봄이 필요합니다. 제가 임상 경험에서 발견한 '시술 효과를 오래 유지하는 비결'에 대해 말씀드리겠습니다.

첫 번째 비결은 '피부 상태의 기본기를 탄탄히 하는 것'입니다. 시술 후 일시적으로 피부의 재생력이 활성화되고 콜라겐 생성이 촉진되지만, 이런 긍정적 변화를 지속시키려면 피부의 기본 관리가 필수입니다. 특히 피부 수분은 생각보다 중요합니다. 시술 부위의 건조함은 회복 속도를 늦출 뿐 아니라, 장기적으로 탄력 저하와 주름의 재발을 부르게 됩니다. 매일 충분한 수분을 공급하고, 자극적이지 않은 성분으로 피부 장벽을 보호하는 습관을 들이셔야 합니다.

두 번째 비결은 '리프팅과 볼륨 시술의 주기적 보완'입니다. 사람들은 종종 한 번의 시술로 영원한 효과를 기대하지만, 안티에이징은 그렇게 단순하지 않습니다. 미니거상술이나 QA핏 주사는 각각 특정 층에 작용하여 구조적 개선을 가져오지만, 시간이 흐르면 그 효과는 서서히 줄어듭니다. 효과가 완전히 사라지기 전에 적절한 타이밍에 소량의 보완 시술을 받는 것이 비결입니다. 효과가 80% 정도 남아있을 때 보완하면, 100%로 돌아가기 위한 시술량과 회복 기간이 훨씬 줄어들게 됩니다.

세 번째 비결은 '생활 습관의 전면적 개선'입니다. 아무리 완벽한 시술을 받아도 매일 밤 과로하고 수면이 부족하다면, 콜라겐은 제대로 생성되지 않고 염증 반응이 증가하며 회복 속도도 느려집니다. 특히 흡연과 과도한 음주는 피부의 산화 스트레스 지수를 높여 시술 효과를 갉아먹는 주범입니다. 제가 가장 안타까울 때는 비싼 시술을 받고도 매일 담배를 피우는 환자분을 볼 때입니다. 니코틴은 혈관을 수축시켜 피부로 가는 산소와 영양분을 감소시키고, 담배의 유해 물질은 콜라겐 생성을 방해합니다. 1년에 한 번

받는 시술보다 매일 피우는 담배를 끊는 것이 더 큰 변화를 가져올 수 있습니다.

마지막으로 중요한 것은 '주치의와의 지속적인 파트너십'입니다. 안티에이징은 마라톤과 같아서, 수년간의 일관된 관리가 누적되어야 진정한 결과가 만들어집니다. 시술을 받은 병원이나 의사와의 신뢰 관계를 유지하고, 정기적인 방문을 통해 피부 상태와 구조의 변화를 모니터링하는 것이 필요합니다. 여러 병원을 옮겨 다니며 시술을 받는 경우, 각각의 의사는 환자분의 이전 상태나 시술 내역을 정확히 알기 어렵습니다. 반면 지속적인 관계를 통해 축적된 데이터는 그 사람에게 가장 효과적인 솔루션을 찾는 데 귀중한 자산이 됩니다. 얼굴의 근육 움직임, 지방 재배치, 골격 변화는 나이에 따라 달라지므로, 이런 변화를 꾸준히 지켜본 의사의 통찰력은 금액으로 환산하기 어려운 가치를 지닙니다.

시술 효과는 마치 모래성과 같아서 아무리 정교하게 쌓아도 바다와 바람이 계속 덮치면 서서히 무너지기 마련입니다. 하지만 지속적인 관리와 보호가 있다면, 그 아름다움은 훨씬 오래 지속될 수 있습니다.

PART 4
발생 가능한 부작용과 대처법

— 일반적인 부작용과 정상 반응의 구분

"원장님, 이게 정상인가요, 부작용인가요?" 시술 후 환자분들의 가장 흔한 질문입니다. 어떤 분은 아주 작은 멍도 심각하게 걱정하시고, 또 어떤 분은 상당한 부기도 "괜찮겠죠?" 하며 넘기십니다. '정상적인 회복 과정'과 '걱정해야 할 부작용'을 구분하는 눈은 정말 중요합니다. 여행 중에 만나는 갈림길처럼, 어느 쪽이 맞는 길인지 아는 것만으로도 마음이 한결 편안해지기 때문입니다.

먼저 정상적인 반응들, 즉 걱정하지 않아도 되는 신호들을 말씀드리겠습니다. 미니거상술, QA핏 주사, 원데이리프팅, 어떤 시술을 받으셨든 초기에는 부기와 멍이 생기기 마련입니다. 이건 마치 운동 후 근육통과 같은 것으로, 피부와 조직이 '아, 뭔가 자극받았네' 하고 반응하는 자연스러운 과정입니다. 이런 부기와 멍은 대개 7일 이내에 서서히 가라앉습니다.

실리프팅 후에 '얼굴이 당기는 느낌'이 드는 것도 정상입니다.

새 옷을 처음 입었을 때 느껴지는 어색함처럼 피부와 근막이 새 위치에 적응하는 과정에서 나타나는 일시적인 현상입니다. 이런 당김과 뻣뻣함은 1~2주 정도면 대부분 적응되어 자연스러워집니다.

그렇다면 어떤 반응들이 '정상이 아닌지', 즉 주의해야 할 신호들은 무엇일까요?

부기가 시간이 지나도 전혀 가라앉지 않거나, 더 무서운 것은 오히려 점점 심해지는 경우입니다. 시술 후 3일째에 2일째보다 부기가 더 심해졌다면 단순한 정상 반응이 아닐 가능성이 높습니다. 또한 멍 부위가 점점 더 단단해지고 누르면 통증이 심하며, 색이 점점 짙어진다면 단순한 멍이 아니라 '혈종'일 수 있습니다. 혈종은 피가 피부밑에 고여 있는 상태로, 녹이는 시술이 필요할 수도 있습니다.

모든 사람의 몸은 다르고, 같은 시술에도 반응이 다를 수 있습니다. 심지어 같은 사람이라도 컨디션에 따라 다른 반응을 보일 수 있어요. 그래서 시술 전에 본인의 건강 상태, 알레르기 이력, 현재 복용 중인 약물을 솔직하게 알려주시는 것이 중요합니다.

─ 위험 신호와 응급 상황 인지법

시술 후 조금이라도 이상한 점이 있으면 불안한 마음 정말 이해합니다. 그래서 진짜 걱정해야 할 '위험 신호'와 그냥 지나가는 '정상 반응'을 구분하는 법에 대해 말씀드리려 합니다. 다음 표는 시술 후 나타날 수 있는 주요 증상들을 정상 반응과 위험 신호로 구분하여 정리한 것입니다. 각 증상의 특성을 파악하여 적절한 대응을 하시기 바랍니다.

<표17. 정상 반응과 위험 신호 비교>

증상 분류	정상 반응	위험 신호 (즉시 병원 방문 필요)
통증	• 점점 나아지는 통증 • 진통제로 조절 가능	• 시간이 지날수록 심해지는 통증 • 진통제로도 가라앉지 않음 • 밤에 잠을 못 이룰 정도로 욱신거림 • 열감, 부기, 발적, 노란 분비물 동반
전신 증상	• 가벼운 피로감	• 갑작스러운 고열이나 오한 • 심한 감기 같은 몸살 • 체온 38.5도 이상 • 일상생활이 어려울 정도의 심한 피로감
알레르기 반응 (약물 주입 시술 후)	• 가벼운 두드러기나 가려움 • 항히스타민제로 조절 가능	• 목이 조이는 느낌 • 갑작스러운 호흡 곤란 • 전신 두드러기 • 아나필락시스(급성 알레르기 반응)증상
안면신경 이상 (얼굴 시술 후)	• 일시적인 신경 자극 • 3일 이내 개선되는 비대칭	• 3일 이상 지속되는 비대칭 • 점점 심해지는 비대칭 • 점점 표정 짓기가 어려워짐
수술 후 상처	• 상처 주변 일반적인 붉어짐	• 점점 진해지는 붉은 기 • 열감과 함께 부어오름 • 노란 분비물 발생

시술 후 약간의 통증, 멍, 부기, 당김은 정상적인 회복 과정의 일부입니다. 가장 중요한 판별 기준은 이런 증상들이 '점점 나아지고 있는가' 아니면 '점점 악화하고 있는가'입니다. 많은 환자분들이 '회복 중이니까 그렇겠지' 하며 참는 경우가 있는데, 이는 오히

려 심각한 상황으로 발전할 수 있습니다. 특히 QA핏 주사나 지방 분해 주사처럼 약물을 주입하는 시술이나, 미니거상술과 같은 수술적 시술 후에는 더욱 세심한 관찰이 필요합니다.

통증이 점점 심해지면서 열감, 부기, 발적, 특히 노란 분비물까지 동반된다면 감염의 신호이므로 지체 없이 병원을 찾아야 합니다. 또한 국소 감염이 전신으로 퍼지고 있다는 신호인 고열이나 오한, 심한 몸살감이 나타날 때도 마찬가지입니다.

━ 부작용 최소화를 위한 예방책

시술에 따른 부작용 가능성은 환자분들이 가장 궁금해하는 주제이며, "원장님, 부작용은 없을까요?"라는 질문을 정말 많이 받습니다. 솔직히 말씀드리자면, 어떤 시술에도 부작용 가능성은 존재합니다. 이건 성형외과 의사로서가 아니라 의학적 진실로서 드리는 말씀입니다. 하지만 중요한 건, 그 가능성을 최소화하는 방법을 아는 것입니다.

저는 환자분들과의 첫 만남에서 '진단'에 많은 시간을 할애합니다. 단순히 겉모습만 보는 게 아니라, 피부 두께는 어떤지, 지방층은 어떻게 분포되어 있는지, 근육의 움직임은 어떠한지를 마치 지도를 그리듯 세심하게 살핍니다. "왜 이렇게 오래 보세요?"라고 물으시는 분들도 계시지만, 이 과정이 부작용 예방의 첫걸음입니다.

그리고 잊지 말아야 할 것이 '숨겨진 위험 요소'입니다. 복용 중인 약물, 알레르기 이력, 면역 상태 등은 숨김이 없어야 합니다. 아스피린이나 혈액순환제를 드시는 분이라면 시술 전 일정 기간 중단이 필요할 수 있습니다. 어떤 환자분은 "그냥 비타민인데 뭐 어때요?"라며 가볍게 넘기셨는데, 알고 보니 고용량 비타민E를 복용 중이었고, 이게 출혈 경향을 증가시킬 수 있었습니다. 사소해 보이는 정보라도 숨기지 않는 것이 중요합니다. 그 작은 디테일이 부작용을 예방하는 방법입니다.

시술 당일의 컨디션도 생각보다 중요합니다. "어제 술 좀 마셨는데 괜찮을까요?"라고 물으시는 분들이 종종 계신데, 진지하게 말씀드리면 '절대 안 됩니다.'입니다. 술은 혈관을 확장해 출혈 위험을 높이고, 회복 능력도 저하합니다. 충분한 수면과 안정된 상태에서 시술받는 것이 부작용 위험을 줄이는 지름길입니다. 가끔은 "오늘 컨디션이 안 좋으신데, 다음으로 미뤄볼까요?"라고 제안하면 서운해하시는 분들도 계시지만, 이건 정말 환자분을 위한 마음에서 나온 말입니다.

시술하는 의사의 경험과 기술에 대한 숙련도는 너무나 중요합니다. 특히 실리프팅이나 지방분해 주사, 미니거상술과 같은 미세한 해부학적 조작이 필요한 시술은 숙련된 경험이 절대적으로 필요합니다. 실의 삽입 방향, 피부층의 정확한 분리, 지방층의 깊이 조절, 주사 약물의 주입 방식 등에서 오차가 생기면, 결과뿐 아니라 회복과 부작용 발생에도 큰 영향을 미칠 수 있기 때문입니다.

시술 후 관리는 또 다른 예방의 핵심입니다. '48시간 동안은 절대 찜질방 가지 마세요', '일주일간은 엎드려 자지 마세요', '2~3주 동안은 과격한 운동을 피하세요' 이런 지침들이 귀찮게 느껴질 수 있지만, 이건 부작용을 최소화하기 위한 필수 수칙입니다.

실리프팅을 받은 한 여성분이 며칠 뒤 "실이 삐져나온 것 같아요."라며 급하게 오셨습니다. 알고 보니 그날 아이를 안고 놀아주

다가 바닥에 뒹굴며 웃음꽃을 피웠다고 합니다. 물론 아이와의 행복한 시간은 소중하지만, 시술 직후에는 조금만 조심해 주셨다면 더 좋았을 텐데 말입니다. 결국 약간의 조정이 필요했습니다.

마지막으로, 정기적인 경과 확인은 부작용을 조기에 발견하고 대처할 수 있는 중요한 시간입니다. "다 괜찮은데 굳이 가야 하나요?"라고 하시는 분들도 계시지만, 시술 후 1주, 2주, 4주 간격의 방문은 그 자체로 예방책입니다. 작은 변화라도 초기에 발견하면 큰 문제로 발전하기 전에 해결할 수 있고, 경과도 확인할 수 있기 때문에 반드시 오셔야 합니다.

부작용 예방은 환자분과 의사의 공동 작업입니다. 저는 최선의 기술과 판단으로 진료하고, 환자분께서는 정확한 정보 제공과 시술 후 관리에 성실히 협력해 주실 때, 비로소 안전하고 만족스러운 결과를 얻을 수 있습니다.

━ 문제 발생 시 대처 방안

진료실에서 가장 마음이 무거울 때가 언제냐고요? 바로 시술 후 예상치 못한 불편함으로 환자분이 걱정스러운 표정을 지으며 내원하셨을 때입니다. 사실 시술 과정에서 발생할 수 있는 문제들은 대부분 적절한 시기에 올바르게 대처하면 해결됩니다. 이 때문에 그 '적절한 시기'와 '올바른 대처'가 무엇인지 아는 것이 중요합니다.

통증, 멍, 부기, 열감 등의 증상은 시술 후 흔히 나타나는 회복 과정의 일부입니다. 하지만 그 정도와 양상을 꼼꼼히 살펴야 합니다. 먼저, 미니거상술 후 약간의 통증은 자연스럽지만, 한쪽만 유독 심하거나 시간이 지날수록 악화한다면 단순한 회복 반응이 아닌 염증의 신호일 수 있습니다. 냉찜질에 의존하기보다는 처방받은 소염제나 항생제를 바로 복용하고, 병원에 연락하셔야 합니다. 참는 것보다 전화 한 통이 더 중요할 때가 많습니다.

QA핏 주사 후 만져보니 딱딱하게 느껴지고, 열까지 나는데 괜찮을까요? 아닙니다. 이건 국소 감염일 가능성이 있으며, 간혹 작은 염증이 생겨 치료 기간이 길어질 수도 있습니다. 조금이라도 이상하다면, 망설이지 말고 병원에 문의하셔야 합니다.

실리프팅 후 실이 비치거나 당김이 느껴지는 경우도 있습니다. 일시적인 당김은 자연스럽지만, 표정을 지을 때마다 불편하거나 실이 피부 위로 밀려 올라오는 느낌이라면 주의가 필요합니다. 한 환자분은 실리프팅 후 웃을 때 한쪽 볼에만 실이 비치는 현상이 있었습니다. 중요한 오디션을 앞둔 상황이라 급하게 내원하셨는데, 다행히 간단한 조정으로 해결됐습니다.

눈에 띄는 비대칭도 흔한 걱정거리입니다. "원장님, 제 얼굴이 원래 이렇게 삐뚤었나요?"라고 물으시는 분들이 많습니다. 사실 우리 얼굴은 태어날 때부터 완벽히 대칭이 아니며, 시술 후 부기 차이로 이런 비대칭이 더 두드러져 보일 수 있습니다. 대부분은 몇 주 지나면 자연스럽게 개선되지만, 한 달이 지나도 눈에 띄게 한쪽만 처지거나 부어 있다면 리터치 시술이 필요할 수 있습니다.

잊지 말아야 할 것은, 우리 몸은 각자의 방식으로 회복한다는 점입니다. 60대 여성 환자분 중에는 QA핏 주사 후 한쪽 볼에만 지방이 더 많이 남았다며 걱정하셨는데, 알고 보니 그분은 오른쪽으로만 주무시는 습관이 있어 압박 차이로 지방 분해 속도에 차이가 생긴 것이었습니다. 이런 경우 추가 시술로 균형을 맞출 수 있습니다.

색소침착이나 흉터가 생긴 경우도 당황하게 됩니다. 하지만 이럴 때 가장 위험한 건 조급함입니다. 자극적인 미백제를 발라 오히려 자극을 주거나, 스크럽으로 문지르다 상처를 내는 경우가 많습니다. 자외선 차단과 함께 피부 재생 요법을 병행하는 것이 현명합니다.

마지막으로, 시술 후 감정적 불안도 생각보다 흔합니다. "이게 정상인가요? 원래 이렇게 되는 건가요?"라는 질문을 정말 자주 받습니다. 특히 SNS에서 완벽한 '애프터' 사진만 보다가 자신의 붓고 멍든 회복 과정을 마주하면 불안해지는 게 당연합니다. 한 환자분은 중요한 촬영을 앞두고 시술을 받았다가 초기 부기에 놀라 전화하셨는데, 회복 과정에 대한 자세한 설명만으로도 안심하셨던 적이 있습니다.

결국 문제 발생 시 가장 중요한 건 '소통'입니다. 내가 느끼는 이 불편함이 정상인지, 언제쯤 나아질지, 무엇을 주의해야 할지 등의 궁금증은 혼자 인터넷이나 영상을 뒤지기보다는 시술을 한 의사에게 직접 물어보는 것이 훨씬 효과적입니다.

제6부

안티에이징의 완성

PART 1

놀라운 변화, 실제 임상 사례

─ 연령대별 Before & After 사례 분석

안티에이징의 여정은 연령에 따라 각기 다른 모습을 보입니다. 10대부터 70대까지, 각 나이대가 갖는 고유한 고민과 그에 맞춘 해결책은 천차만별입니다. 그간의 임상 경험 속에서 만난 다양한 연령대의 환자분과 그분들의 변화 스토리를 나누고 싶습니다.

10대는 안티에이징 시술에 가장 신중한 접근이 필요한 연령대입니다. 체중 100kg을 넘는 고등학생 환자분의 경우, 외모 콤플렉스로 인한 우울감과 불면증까지 겪고 있어 특별한 치료 전략이 필요했습니다. 청소년의 경우, 급격한 시술보다는 심리적 안정과 생활 습관 개선을 병행한 점진적 접근이 무엇보다 중요합니다.

부모님과의 충분한 상담을 통해 3개월간의 단계적 계획을 수립했습니다. 먼저 식단 조절과 위고비 주사를 통해 70kg까지 감량하는 것을 1차 목표로 설정했습니다. 가장 중요한 것은 본인의 의지와 꾸준함이었습니다. 그녀가 충분히 준비되었다고 판단된 시점에서 고용량 QA핏 주사를 2주 간격으로 5회 시행하여 이중턱, 팔, 허벅지, 복부 라인을 단계적으로 개선했습니다.

이러한 접근은 단순히 체형을 개선하는 데 그치지 않았습니다. 신체적 변화는 그녀의 일상과 삶에 대한 태도까지 변화시켰고, 이후 자신감을 되찾은 그녀는 원하던 대학에 진학해 현재는 경영학을 공부하고 있습니다. 시술 전 100kg의 체중으로 우울감과 불면증까지 동반했던 환자분이, 시술 후 70kg 감량에 성공하며 완전히 다른 삶을 살게 된 변화는 단순한 외형 개선 이상의 의미를 갖습니다. 10대 환자분의 안티에이징은 외형적 변화보다, 그 과정을 통해 얻는 자기관리 능력과 정신적 성장이야말로 가장 큰 성과라고 생각합니다.

20대에는 또 다른 유형의 고민이 있습니다. 과도한 미용 시술로 인한 부작용이 대표적이죠. 한 20대 여성 환자분은 광대 수술 후 발생한 중안면부 처짐으로 내원했습니다. 젊은 나이임에도 동년배보다 훨씬 나이 들어 보인다는 주변의 반응에 자신감이 크게 저하된 상태였습니다.

이런 경우 추가 수술보다는 기존 변화를 자연스럽게 교정하는 것이 중요합니다. 양측 중안면부에 원데이리프팅을 시행한 결과, 놀랍게도 단 하루 만에 윤곽 수술 전의 생기 있는 얼굴을 되찾았고, 부족했던 볼륨도 함께 채워져 대학생 시절의 생기 있는 표정을 되찾았습니다. 자연스러운 교정 덕분에 주변에서는 "어디 갔다 왔어?"라는 직접적인 질문 대신 "요즘 얼굴이 훨씬 좋아 보인다."는 칭찬을 받게 되었고, 이를 계기로 오랫동안 꿈꿔왔던 스튜어디스에 도전해 합격하는 성과까지 이루었습니다. 20대의 안티에이징은 '예방'과 '교정'의 균형이 핵심입니다.

40대 여성 환자분들의 사례는 또 다릅니다. 이 시기는 나이가 들면서 나타나는 특유의 변화, 특히 중력에 의한 처짐과 볼륨 손실이 두드러지기 시작합니다. 저희 병원 간호사였던 환자분은 평소 원데이리프팅으로 변화하는 환자분들을 직접 지켜보다가 시술을 결심했습니다. 특히 40대에 접어들면서 늘어진 볼살과 턱살이 신경 쓰였다고 합니다. 그녀는 연차를 내어 수술을 받았고, 시술 후에는 병원에서 가장 젊어 보이는 간호사로 변신했습니다. 이 사례는 '시술자가 믿고 받는 시술'이라는 점에서 특별한 의미가 있었습니다.

또 다른 40대 여배우 환자분의 경우, 얼굴이 길어 보이고 턱선이 무너져 스트레스를 받고 있었습니다. 원데이리프팅을 통해 늘어진 볼륨을 원래 위치로 되돌리고 고정함으로써 10년 전의 동안 얼굴을 되찾을 수 있었습니다. 특히 이 환자분은 시술 후 조연에서 주연으로 발돋움하는 경력 상승까지 경험했는데, 이는 외모 변화가 자신감과 기회로 이어진 좋은 예라고 생각합니다.

50대 환자분들은 보통 갱년기를 거치면서 호르몬 변화에 따른 급격한 노화 징후를 보입니다. 한 50대 여성 환자분은 갑자기 얼굴 처짐이 심해져 내원했습니다. 과체중은 아니었고 피부 두께도 얇았으며 처짐 정도가 심하지 않았기에, 중안면부 원데이리프팅을 선택적으로 시행했습니다. 약 2시간의 수술로 볼살 처짐과 늘어진 눈꼬리가 교정되어 10년은 더 젊어 보이는 자연스러운 결과를 얻었습니다.

특히 이 환자분은 골프 모임과 동창 모임에서 동료들의 부러움을 사게 되었고, 그녀의 소개로 더 많은 환자분이 같은 시술을 받게 되었습니다. 50대의 안티에이징은 '자연스러움'이 관건입니다. 너무 타이트하거나 부자연스러운 결과는 오히려 나이답지 않은 어색함을 줄 수 있기 때문입니다.

70대 연예기획사 고문이셨던 여성 환자분의 사례는 정말 인상적이었습니다. 나이에 비해 매우 날렵한 몸매를 유지하고 계셨지만, 평생 잘 빠지지 않는 하체 비만으로 고민하셨습니다. 70년 평생 치마를 입어본 적이 거의 없을 정도로 하체에 큰 콤플렉스가 있으셨습니다.

진단 결과, 허벅지와 종아리의 근육과 지방이 모두 발달한 상태였기에, 근육량을 줄이는 QA조각 주사와 지방을 제거하는 QA핏 주사를 병행하는 맞춤 요법을 적용했습니다. 5회의 시술로 허벅지 둘레가 5인치 이상, 종아리 둘레가 3인치 이상 감소하는 놀라운 효과를 보였습니다. 가장 감동적인 순간은 마지막 내원 날, 그녀가 생애 처음으로 치마를 입고 오셔서 환하게 웃으며 감사 인사를 전하셨을 때였습니다. '나이는 숫자에 불과하다'는 말을 몸소 보여주신 그분은 이후에도 연예기획사에서 열정적으로 활동하며 많은 후배에게 영감을 주고 계십니다.

━ 문제 유형별 맞춤 솔루션 사례

매일 진료실에서 마주하는 고민은 얼핏 비슷해 보여도 그 원인과 양상은 천차만별입니다. 환자 한 분 한 분의 이야기를 들으며 그들만의 고유한 문제를 파악하고, 그에 딱 맞는 해결책을 찾아가는 과정이야말로 제 일의 가장 큰 보람입니다. 실제 임상에서 만난 다양한 문제 유형과 맞춤형 솔루션 사례를 소개해 드립니다.

체중 변화로 인한 얼굴 처짐은 생각보다 많은 분들이 겪는 문제입니다. 30대 남성 환자분의 사례가 특히 기억에 남습니다. 그는 약 2달 반 만에 20kg이 넘는 급격한 체중 감량 후, 얼굴이 처지는 현상으로 내원하셨습니다. 건강 상태는 다행히 양호했지만, 늘어진 볼살과 심술보(불독살), 그리고 이중턱 라인이 그의 주된 고민이었습니다.

저는 그에게 원데이리프팅과 이중턱 지방흡입 및 나비묶기를 동시에 시행하는 통합 접근법을 제안했습니다. 시술 후 그의 얼굴은 10살은 젊어 보이는 건강한 모습으로 변화했고, 코 수술까지 함께 진행하여 마치 홍콩 배우와 같은 세련된 이미지를 갖게 되었습니다. 가장 감동적인 것은 그가 외모 변화 이후 사업까지 순조롭게 진행되어 현재는 중견기업의 대표로 자리매김했다는 소식을 전해 들은 것입니다.

뼈 윤곽이 과도하게 강조된 경우는 또 다른 유형의 고민입니다. 30대 여성 환자분은 본래 마른 얼굴에 뼈의 윤곽이 두드러져 다소 강하고 날카로운 인상을 주는 것이 고민이었습니다. 그녀는 윤곽 수술에 대한 부담감이 있어 비수술적 방법을 선호하셨습니다. 이에 원데이리프팅을 통한 볼륨 재배치로 도드라진 광대뼈 주변을 볼 쪽 지방조직으로 자연스럽게 채워주고, 전체적인 지방이식을 통해 얼굴에 생기를 더하는 방식으로 접근했습니다.

결과는 놀라웠습니다. 얼굴 크기는 오히려 더 작아 보이면서도, 과거 고집불통처럼 보이던 강한 이미지에서 부드럽고 여성스러운 인상으로 변화했습니다. 무엇보다 윤곽 수술 없이도 단 하루의 짧은 회복 기간으로 이루어 낸 결과라 환자분의 만족도가 매우 높았습니다.

얼굴라인 중에서도 심술보와 턱살의 중첩 문제는 까다로운 편입니다. 일본의 유명 골프선수였던 30대 여성 환자분은 시즌이 끝나고 늘어진 턱살과 심술보 개선을 위해 한국을 방문하였습니다. 특히 입가 주변의 불독살(심술보)이 두드러져 외모뿐 아니라 경기 집중력에도 영향을 준다고 하였습니다.

이런 경우 단순 리프팅만으로는 효과가 제한적이기에, 저는 먼저 지방흡입으로 불독살의 지방을 제거한 후 남은 피부와 근육을 원데이리프팅으로 매끈하게 올려주는 2단계 접근법을 사용했습니다. 10일 만에 실밥 제거까지 마치고 귀국한 그녀는 이후 출전한 대회에서 준우승을 차지하는 쾌거를 이루었습니다. 그녀는 준우승한 골프공을 선물로 보내주시며 감사의 마음을 전했고, 현재까지도 활발한 투어 활동을 이어가고 계십니다.

출산 이후 복부나 옆구리의 탄력 저하는 많은 여성분들의 공통된 고민입니다. 40대 여성 환자분은 세 아이를 출산한 후 꾸준한 운동과 철저한 식단 조절에도 불구하고 빠지지 않는 뱃살과 옆구리살로 내원하셨습니다. 단순히 체중이 아닌 '바디 컨투어링'의 문제였죠. 저는 그녀의 하복부, 옆구리, 그리고 러브핸들 부위에 QA핏 주사 요법과 복부 탄력 리프팅 기계인 울트라인을 1주 간격으로 5회 시행하는 집중 프로그램을 제안했습니다.

약 5주 만에 그녀는 슬림한 복부를 되찾으셨고, 이후에도 철저한 식단 관리를 병행하여 출산 전 몸무게로 돌아가는 데 성공하셨습니다. 가장 뿌듯했던 점은 그녀가 이 시술을 계기로 자신감을 회복하여 경력이 단절되었던 보험설계사로 복귀해 승승장구하고 계신다는 소식을 들은 것입니다.

비대칭 문제는 특별한 접근법이 필요한 케이스입니다. 50대 여성 첼로 연주자 교수님의 사례가 좋은 예입니다. 그녀는 30년 넘게 왼쪽 얼굴에 첼로를 대고 연주하다 보니 심한 안면 비대칭이 발생했습니다. 자세한 진단 결과, 왼쪽보다 오른쪽 얼굴에 상대적으로 지방량이 많고, 왼쪽은 오랜 눌림으로 인한 심한 처짐이 동반되어 있었습니다.

이런 비대칭 문제에는 양쪽 얼굴에 다른 시술을 적용하는 '차별화 전략'이 필요했습니다. 오른쪽 얼굴에는 QA핏 주사 요법을, 왼쪽 얼굴에는 원데이리프팅을 동시에 시행하여 균형을 맞춰드렸습니다. 가장 놀라운 점은 얼굴 비대칭이 교정되면서 그동안 이를 보상하기 위해 형성되었던 전신의 불균형한 자세까지 함께 개선되었다는 것입니다. 그녀는 외모뿐 아니라 연주 시 느끼던 만성 통증까지 줄어들어 일석이조의 효과를 얻으셨습니다.

고도비만 환자분의 경우 단계적 접근이 무엇보다 중요합니다. 50대 카자흐스탄 고위 공직자 여성분의 사례가 있습니다. 내륙 국가 특성상 양고기 등 기름진 음식을 주로 섭취하다 보니 키 160cm에 체중이 90kg에 달하는 상태였습니다.

이런 경우 바로 지방흡입 수술을 진행하는 것은 위험할 수 있기에, 저는 먼저 철저한 식단 관리와 QA핏 주사를 1주 간격으로 5회 시행하는 1단계 프로그램을 제안했습니다. 그 결과 약 3개월간 20kg의 체중 감량을 안전하게 이루어냈고, 이 과정에서 고혈압, 고지혈증, 당뇨 등 대사증후군도 상당 부분 개선되었습니다.

체중이 안정된 후 2단계로 팔 부위 지방흡입, 그리고 늘어진 복부는 복부 지방흡입과 복부 거상술을 통해 날씬한 몸매를 완성했습니다. 그녀는 20대 시절의 몸매를 되찾으며 카자흐스탄에서 큰 화제가 되었고, 이후 여러 지인을 저희 병원으로 소개해 주셨습니다.

안면 노화 징후가 복합적으로 나타나는 경우도 많습니다. 40대 남성 환자분은 주름이 눈에 띄게 증가하고 이중턱이 늘어지면서 실제 나이보다 훨씬 더 나이 들어 보이는 외모로 고민하셨습니다. 특히 팔자 주름, 눈 밑 주름이 깊게 패고 늘어진 이중턱으로 '거위목'처럼 보이는 것이 그의 가장 큰 콤플렉스였습니다.

이런 복합적 문제는 하나의 시술만으로 해결하기 어렵기에, 얼굴 전체 지방흡입, 원데이리프팅, 이중턱 나비묶기, 눈 밑 지방 재배치 수술을 종합적으로 시행하는 통합 접근법을 적용했습니다. 그 결과 부드러운 턱선과 적절한 볼륨감의 균형 잡힌 얼굴라인을 만들어 드릴 수 있었습니다. 무엇보다 늘어진 피부로 인한 걱정이 해소되어 그의 표정이 밝아진 것이 가장 큰 성과였습니다.

이처럼 안티에이징의 핵심은 '문제의 정확한 진단'과 '맞춤형 솔루션'에 있습니다. 세월의 흔적은 얼굴에 분명히 나타나지만, 정확한 진단과 개인화된 접근법으로 충분히 개선할 수 있습니다.

원데이리프팅과 QA핏 주사 통합 시술 결과

저희 병원에서는 원데이리프팅과 QA핏 주사를 통합적으로 활용한 맞춤형 접근법을 통해 환자분 개개인의 특성과 필요에 정확히 부합하는 결과를 얻어왔습니다. 실제 사례들을 통해 이 통합 시술의 다양한 가능성을 살펴보겠습니다.

50대 인도네시아 여성 환자분의 사례는 특별히 기억에 남습니다. 자국에서 적합한 시술을 찾지 못한 그녀는 한류 뷰티에 관심을 갖고 저희 병원의 사례를 보고 한국을 방문하셨습니다. 열대 기후에서 오랜 자외선 노출로 인해 실제 나이보다 훨씬 노화가 진행된 상태였고, 특히 깊은 팔자 주름과 광대 아래 볼륨 감소가 두드러졌습니다.

저는 그녀의 얼굴을 꼼꼼히 분석한 후, 볼륨이 필요한 부위에 지방이식을, 깊은 팔자 주름에는 원데이리프팅을 시행했습니다. 시술 후 그녀의 표정이 밝아지는 모습이 아직도 생생합니다. 인도네시아로 돌아간 그녀는 지금까지도 많은 지인들을 소개해 주고 있으며, 덕분에 저희 병원은 이제 인도네시아에서도 잘 알려지게 되었습니다.

체중 관리와 함께 진행된 통합 시술의 사례도 있습니다. 중국에서 여행객을 인솔하는 30대 남성 환자분은 체중이 100kg(키 170cm)에 이르러 건강상의 위험을 느끼고 내원하셨습니다. 업무상 잦은 술자리와 불규칙한 식습관이 원인이었습니다.

저는 그에게 철저한 식이요법을 처방하고, 동시에 복부에 고용량 QA핏 주사를 시행했습니다. 놀랍게도 2개월 만에 20kg을 감량하고, 이후 운동을 병행하면서 더욱 탄탄한 체형을 만들어갔습니다. 자신감을 회복한 그는 오랫동안 미루어왔던 프로포즈에 성공했고, 지금은 행복한 가정을 이루고 있습니다.

유전적 요인으로 고민하던 20대 여성 환자분의 사례는 또 다른 차원의 도전이었습니다. 전체적인 체중은 정상이었지만, 이중턱과 심술보(불독살) 부위에만 유난히 지방이 축적된 케이스였습니다. 가족력을 확인해 보니 어머니와 할머니도 비슷한 문제를 가지고 있었습니다.

저는 그녀에게 이중턱과 심술보 부위의 정밀한 이중턱 나비묶기 수술을 제안했습니다. 시술 후 그녀의 턱선은 놀랍도록 날렵해졌고, 셀카에 자신감을 얻은 그녀는 현재 수만 명의 팔로워를 보유한 인플루언서로 활동하고 있습니다. 때로는 유전적 요인도 적절한 시술로 개선될 수 있다는 좋은 예시입니다.

직업적 특성에 맞춘 시술 사례도 있습니다. 5성급 호텔 매니저로 일하는 60대 여성 환자분은 유니폼을 입을 때 드러나는 팔과 다리에 대한 고민으로 내원하셨습니다. 특히 팔뚝과 종아리의 지방층 때문에 항상 긴팔과 바지만 고집하셨다고 합니다. 그녀에게는 문제 부위에 윤곽 주사와 QA핏 주사를 1주 간격으로 5회 시행했습니다.

시술 결과, 둘레가 원래의 2/3까지 줄어들어 외양이 확연히 달라졌습니다. 평생 처음으로 치마와 반팔을 자연스럽게 입게 되었다며 기뻐하셨고, 그 효과에 감동한 나머지 딸까지 데려와 시술받게 하셨습니다. 나이와 상관없이 자신감을 되찾은 사례였습니다.

완벽을 추구하는 인플루언서들의 시술도 흥미로운 사례입니다. 20대 중국 남성 인플루언서 왕홍은 이미 모델급 체형(키 175cm, 체중 60kg)을 갖추고 있었지만, 이중턱 라인과 하복부의 미세한 지방 및 탄력 개선을 원했습니다.

객관적으로는 시술이 불필요해 보였지만, 셀프 카메라로 매일 자신의 모습을 공유하는 그의 직업 특성을 이해하고 최소한의 QA 핏 주사를 이중턱과 하복부에 시행했습니다. 체중 변화는 크지 않았지만, 그가 원하던 턱과 복부 라인의 정리가 이루어져 높은 만족도를 보였고, 그의 SNS를 통해 시술 과정과 결과가 공유되면서 많은 팔로워가 저희 병원을 찾게 되었습니다.

마지막으로, 바쁜 의료인의 사례도 있었습니다. 30대 대학병원 산부인과 레지던트 여의사는 불규칙한 근무 스케줄과 스트레스로 인해 10kg 이상 급격히 체중이 증가한 상태로 내원했습니다. 특히 이중턱, 허벅지, 하복부에 지방이 축적되어 기존 옷이 맞지 않을 정도였고, 체지방률은 50%에 육박해 건강상 위험도 우려되는 상황이었습니다.

저는 그녀에게 얼굴 전체 지방흡입과 이중턱 나비묶기 수술을 시행하고, 허벅지와 하복부에는 고용량 QA핏 주사를 2주 간격으로 5회 실시했습니다. 바쁜 레지던트 일정 속에서도 꾸준히 시술을 받은 결과, 체지방률이 30% 초반까지 낮아지는 극적인 변화를 이루었고, 3개월 후에는 결혼식을 앞둔 신부로서 더욱 자신감 넘치는 모습으로 새출발하게 되었습니다.

이처럼 원데이리프팅과 QA핏 주사의 통합 시술은 단일 방법으로는 해결하기 어려운 복합적인 문제들을 효과적으로 개선할 수 있습니다.

▬ 환자분 경험담과 만족도 피드백

진료실 문을 두드리는 분들의 이야기는 제각각이지만, 거울 속 자신의 모습과 마음속 이미지 사이의 불일치와 그로 인한 상처라는 공통점이 있습니다.

20대 베트남 여성 환자분은 10년 전 오토바이 사고로 왼쪽 안면

골절을 당해 심한 얼굴 비대칭으로 고통받고 있었습니다. 사진을 찍거나 대화할 때도 항상 오른쪽 얼굴만 보이도록 특별한 자세를 취해야 했습니다. 왼쪽 볼륨을 지방이식으로 살리고 처진 왼쪽 턱선을 원데이리프팅으로 바로잡은 결과, 얼굴 비대칭이 교정되면서 오랫동안 틀어져 있던 자세까지 자연스럽게 바로잡히는 효과를 보았습니다. 이 환자분은 시술 1년 후 베트남 방송국에 취직하여 아나운서로 발탁되는 인생 역전을 경험했습니다.

병원의 내부 설문 결과도 이런 경험을 뒷받침합니다. 원데이리프팅 환자분의 대부분이 '기대 이상의 만족'을 표현했으며, 흥미롭게도 그중 과반수는 '외모의 변화'보다 '심리적 변화'를 더 크게 체감했다고 응답했습니다. QA핏 주사 시술자 중에서는 '옷 맵시가 달라졌다'는 응답과 '주변 사람들로부터 좋은 반응을 얻었다'는 응답이 가장 많았습니다.

환자분들의 가장 인상적인 피드백은 언제나 '일상의 작은 변화'에 관한 이야기입니다. "원장님, 요즘 옷 쇼핑이 즐거워졌어요", "거울 보는 게 더 이상 스트레스가 아니에요", "아이들이 엄마가 예뻐졌다고 자꾸 말해요", "데이트 약속에 설레는 마음으로 준비할 수 있게 됐어요"와 같은 말들이 어떤 의학적 수치보다 값진 성공 지표입니다.

물론 모든 환자분이 100% 만족하는 것은 아닙니다. 때로는 기대와 현실 사이의 간극으로 아쉬움을 표현하시는 분들도 계십니다. 그럴 때마다 더 귀 기울여 듣고, 솔직하게 소통하며, 최선의 해결책을 찾아드리려 노력합니다. 이런 과정 자체가 신뢰 관계를 더 단단하게 만들어주었고, 실제로 초기에 만족도가 낮았던 환자분들 중 과반수가 추가 시술이나 관리를 위해 재방문하셨습니다.

환자분들이 주변 지인을 데려오는 경우도 많습니다. "제 언니가 제 얼굴 보더니 어디서 했냐고 꼭 알고 싶대요", "남편이 저보고 달라졌다며 자기도 상담받고 싶대요"라는 말씀을 들을 때마다, 시술에 대한 만족도가 얼마나 높은지를 실감하게 됩니다. 이러한 사례들은 말보다 더 확실한, 실질적인 신뢰와 만족의 증거입니다.

PART 2

일상 속 안티에이징 라이프스타일

─ 식이요법: 안티에이징을 위한 영양학

"시술은 시작일 뿐, 식탁에서 완성됩니다." 이 말이 과장이 아닌 이유는 시술을 받아도 식습관에 따라 그 효과와 지속력이 확연히 달라지기 때문입니다. 그렇다면 어떤 음식을 어떻게 섭취해야 할 까요? 안티에이징에 필수적인 영양소별로 살펴보겠습니다.

<표 18. 안티에이징을 위한 식이요법 가이드>

영양소 분류	추천 식품	안티에이징 효과	특별 섭취 권장량
항산화 식품	• 블루베리, 라즈베리 • 짙은 녹색 잎채소 • 오렌지색 과일과 채소	• 활성산소 제거 • 피부 세포 보호 • 색깔별 다양한 항산화 물질	매일 다양한 색깔로 섭취

단백질	· 생선, 계란 · 그릭 요거트 · 두부, 콩	· 콜라겐, 엘라스틴 구성 요소 · 근육, 효소 생성 · 피부와 조직 재생	시술 후 평소보다 15~20% 더 섭취

좋은 지방
(오메가-3)
	· 연어, 고등어
	· 아보카도
	· 올리브 오일,
	  견과류
		· 염증 감소
		· 세포막 건강 유지
		· 피부 수분 장벽
		  강화
			정기적으로 섭취

수분	· 물 · 허브티 · 디톡스 워터	· 피부 탄력 유지 · 체내 순환 개선 · 안티에이징 전략의 기본	하루 2리터

우리 몸은 매일 활성산소와 전쟁을 벌이고 있는데, 이 전쟁의 무기가 바로 색색의 과일과 채소입니다. 매일 식사에 이런 다양한 색깔을 더할 때마다 피부 세포를 보호하는 방패가 하나씩 더해지는 셈입니다.

특히 단백질과 지방에 대한 오해를 풀어야 합니다. '단백질은 젊은 사람들이나 먹는 것'이라는 생각과 달리, 오히려 나이가 들수록 단백질의 중요성은 더욱 커집니다. 콜라겐, 엘라스틴 같은 피부의 구성 요소부터 근육, 효소까지 모두 단백질로 만들어지기 때문입니다. 매 식사에서 질 좋은 단백질을 섭취할 때마다 피부와 조직을 재생할 '벽돌'이 하나씩 더해지는 것과 같습니다. 모든 지방이 나쁜 것은 아니며, 오히려 오메가-3 지방산이 풍부한 식품은 피부의 수분 장벽을 강화하고 탄력을 유지하는 데 필수적입니다.

아무리 좋은 보습제를 발라도 체내 수분이 부족하면 피부는 탄력을 잃고 처집니다. 따라서 하루 2리터의 물 섭취는 모든 안티에이징 전략의 기본이 됩니다. 물을 잘 못 마시는 분들께는 허브티나 얇게 썬 과일을 넣은 디톡스 워터를 권합니다.

반대로 피해야 할 식품들도 있습니다. 아무리 좋은 음식을 먹어도 이런 것들을 계속 섭취한다면 안티에이징 효과는 반감됩니다.

<표19. 안티에이징을 위해 피해야 할 식품과 대안>

피해야 할 것	악영향	현명한 대안
과도한 설탕	• 당화 최종 생성물 생성 • 콜라겐, 엘라스틴을 딱딱하게 만듦 • 피부 탄력 제거 • 시술 효과 감소	• 다크 초콜릿 (카카오 70% 이상) • 신선한 과일 • 약간의 꿀
과식과 야식	• 염증과 산화 스트레스 증가 • 수면 방해 • 회복과 재생 저해	간헐적 단식

설탕은 말 그대로 피부의 적입니다. 필러를 맞고도 설탕 섭취가 많은 생활을 계속한다면 그 효과는 금방 사라지게 됩니다. 하지만 단것을 아예 못 먹느냐고 묻는다면, 꼭 먹고 싶을 때만 의식적으로 즐기라고 답합니다. 무의식적인 습관이 문제지, 가끔의 즐거움은 괜찮습니다. 다크 초콜릿이나 신선한 과일로 단맛에 대한 욕구를 현명하게 충족시키는 법을 배우는 것이 중요합니다.

식사 패턴 또한 중요합니다. 최근 주목받는 간헐적 단식, 특히 A8 시간 식사 (하루 24시간 중 8시간 동안만 음식을 섭취하고, 나머지 16시간은 금식하는 식사법) 같은 식단 조절은 세포 자가포식 작용을 촉진해 노화 세포를 제거하는 데 도움이 될 수 있습니다.

─ 운동법: 시술 효과를 배가하는 운동 루틴

안티에이징과 운동은 뗄 수 없는 관계입니다. 정원 가꾸기에 비유하면, 시술은 아름다운 꽃을 심는 것과 같습니다. 하지만 그 꽃이 계속 피어나고 건강하게 자라려면 물 주기와 햇빛, 영양분이 필요한 데 운동은 바로 그 '영양분과 물'과 같은 겁니다. 제가 환자분들과 소통하며 발견한 '효과를 배가하는 운동 비법'을 나눠보겠습니다.

무엇보다 '순환'이 핵심입니다. 혈액과 림프의 흐름이 원활해야 시술 효과가 극대화됩니다. 매일 30분 정도의 걷기나 가벼운 조깅은 전신 순환을 촉진하고 산소 공급을 늘려 시술 부위의 회복을 도와줍니다. 특히 미니거상술이나 QA핏 주사 후에는 2~3일 정도 휴식한 뒤 가벼운 걷기부터 시작하는 것이 좋습니다. 처음엔 '그냥 걷기가 뭐 그리 대수야'라고 생각하실 수 있지만, 심장이 뛰고 숨이 약간 차오를 정도의 걷기는 혈액 속 산소 포화도를 높여 시술 부위에 신선한 영양분을 공급합니다.

두 번째는 '근력 운동'입니다. 나이가 들면서 매년 1%씩 근육량이 감소한다는 사실, 알고 계셨나요? 근육은 단순히 '탄탄한 몸매'를 위한 것이 아니라, 피부를 지탱하는 골격과도 같습니다. 특히 복부와 등 깊은 곳의 코어 근육은 전체적인 자세와 실루엣에 결정적 영향을 미칩니다. QA핏 주사 시술 후 운동을 함께 하신 분들은 그렇지 않은 분들보다 평균 40% 더 만족스러운 결과를 보셨습니다. 무거운 웨이트는 필요 없습니다. 자신의 체중을 이용한 스쿼트, 플랭크, 푸시업만으로도 충분합니다.

세 번째는 '얼굴 근육 운동'입니다. 얼굴에 있는 근육들도 훈련

하지 않으면 약해집니다. 간단한 표정근육 운동, 예를 들어 입꼬리를 올리고 10초 유지하기, 정면에서 눈을 크게 뜨고 눈썹을 들어 올리기, 볼에 공기를 넣고 좌우로 옮기기 같은 동작을 하루 5분만 해도 큰 차이가 있습니다.

마지막으로 '근육 이완과 균형'의 중요성입니다. 요가나 필라테스는 근육의 긴장을 풀고 바른 자세를 잡아주어 시술 효과를 더욱 자연스럽게 만들어줍니다. 뻣뻣한 몸은 피부의 텐션을 높이고, 이는 시술 부위에 불필요한 스트레스를 줄 수 있습니다. 컴퓨터 작업을 많이 하시는 분들은 어깨와 목의 근육이 경직되어 얼굴라인에도 영향을 미치게 됩니다.

무엇보다 중요한 것은 '적절한 타이밍'입니다. 시술 직후 무리한 운동은 부기를 악화시키거나 회복을 지연시킬 수 있으니, 의사와 상의하여 자신의 시술 종류와 회복 상태에 맞게 운동 시작 시점을 조절하는 것이 현명합니다.

— 스킨케어: 전문가가 알려주는 홈케어 비법

백만 원짜리 화장품이 천 원짜리보다 천 배 좋을까요? 중요한 건 가격이 아니라 자신의 피부에 맞는 성분과 꾸준함입니다. 사실 피부 전문가들이 실제로 추천하는 스킨케어는 생각보다 단순합니다. 시술로 얻은 효과를 오래 유지하는 비결도 마찬가지입니다. 제가 환자분들에게 알려드리는 핵심만 공유해 보도록 하겠습니다.

먼저 '세안'이 기본입니다. 하루 종일 쌓인 먼지, 노폐물, 화장품 잔여물 등이 피부에 남아있으면 아무리 좋은 제품을 발라도 소용 없습니다. 미니거상술이나 QA핏 주사 같은 시술 후에는 피부가 예민해진 상태이니 자극 없는 클렌저를 사용하고, 이중 세안보다는 단일 세안으로 최소한의 자극만 주는 것이 좋습니다. 또한 미온수로 세안하고, 타월로 물기를 닦을 때는 문지르지 말고 가볍게 눌러 흡수시키는 방식으로 마무리하는 것이 좋습니다.

두 번째는 '보습'입니다. "피부가 건조해서 주름이 생겼어요."라는 말은 반은 맞고 반은 틀립니다. 건조함 자체가 주름의 직접적 원인은 아니지만, 수분이 부족한 피부는 주름이 더 깊어 보이고 탄력도 떨어져 보입니다. 특히 시술 후에는 일시적으로 피부 장벽이 약해지기 때문에 수분 증발이 더 많아집니다. 세라마이드나 히알루론산 같은 보습 성분이 함유된 제품을 사용하되, 너무 두껍게 바르지 않는 것이 포인트입니다. 유분이 너무 많으면 모공을 막을 수 있습니다.

다음은 '항산화 케어'입니다. 여기서는 비타민 C와 레티놀이 주인공입니다. 비타민 C는 멜라닌 생성을 억제하고 콜라겐 합성을 도와 피부 톤과 탄력을 개선합니다. 아침에 바르면 자외선으로부터 피부를 보호하는 효과도 있습니다. 레티놀은 밤에 바르는 것이 좋은데, 세포 재생을 촉진해 주름을 개선하는 데 탁월합니다. 다만 자극이 있을 수 있어서 시술 직후에는 피하고, 피부가 안정된 후 소량부터 시작하는 것이 좋습니다.

마지막으로 잊지 말아야 할 것은 '자외선 차단'입니다. 햇빛이 피부 노화의 80%를 차지한다는 연구 결과가 있을 정도로, 자외선은 피부의 천적입니다. 맑은 날이든 흐린 날이든, 심지어 실내에 있더라도 자외선 차단제를 바르는 습관이 필요합니다. 아침에 한 번 바르고 2~3시간마다 덧바르는 것이 이상적이지만, 현실적으로 어렵다면 적어도 외출 전에는 꼭 발라야 합니다.

제가 환자분들에게 항상 강조하는 것은 '꾸준함'입니다. 완벽한 루틴을 일주일 하는 것보다, 기본적인 단계를 1년 동안 꾸준히 하는 것이 효과적입니다. 비싼 제품보다는 자신의 피부에 맞는 기본에 충실한 제품으로, 매일 조금씩 정성을 들이는 것이 진짜 피부가 젊어지는 비결입니다.

— 스트레스 관리와 수면의 중요성

"원장님, 왜 제 얼굴만 자꾸 늙어 보이는 걸까요? 또래보다 더 나이 들어 보인다고 하더라고요." 이런 질문을 자주 받습니다. 상담을 시작하기 전, 저는 먼저 환자분의 일상에 대해 여쭤봅니다. 대부분 하루 5시간 이하의 수면, 높은 직책에서 오는 업무 스트레스, 불규칙한 식사 패턴 등을 지니고 있으며, 이러한 생활 습관은 얼굴에 뚜렷한 피로의 흔적을 남깁니다.

우리 몸은 거짓말을 하지 않습니다. 특히 스트레스와 수면 부족은 얼굴에 곧바로 드러납니다. 제 진료실에서는 이 두 가지 요소를 '안티에이징의 숨은 기둥'이라고 부릅니다. 아무리 좋은 필러나 보톡스도 만성적인 스트레스와 수면 부족의 흔적을 완벽히 지울 수는 없습니다.

미니거상술을 받은 후 회복이 더딘 경우도 종종 봅니다. 대개 수술 직후 중요한 업무나 행사로 충분한 휴식을 취하지 못하는 것이 원인입니다. 수술 부위가 완전히 치유되지 않은 상태에서 스트레스를 받으면 코르티솔 수치가 상승하면서 염증 반응이 증가하고 회복이 지연됩니다.

"수술대에서의 한 시간 못지않게 그 후 일주일의 수면도 중요합니다." 저는 모든 환자분께 이 말씀을 드립니다. 수면 중에 피부는 대사 폐기물을 제거하고, 손상된 조직을 복구하며, 콜라겐을 생성합니다. 특히 밤 10시부터 새벽 2시 사이의 깊은 수면은 '피부의 황금시간'이라 할 수 있습니다.

K 씨(45세, 여성)는 QA핏 주사 후 기대보다 효과가 미미했습니다. 상담 중 그녀는 극심한 직장 스트레스로 매일 밤 술을 마시며 스트레스를 풀고 있다고 했습니다. 스트레스로 인한 코르티솔 증가와 알코올 섭취는 복부 지방 축적을 촉진하고, 간의 해독 기능을 방해하여 QA핏 주사의 지방 분해 효과를 상쇄하고 있었던 것입니다. 이런 경우에는 간단한 '스트레스 관리 계획'을 함께 세웁니다. 짧은 명상, 점심시간 10분 걷기, 취침 전 스마트폰 끄기 등 작은 변화부터 시작합니다. 몇 개월만 지나도 추가 시술 없이도 체형과 피부의 변화를 느낄 수 있습니다.

과학적으로도 증명됩니다. 스트레스와 수면 부족은 텔로미어를 빠르게 짧아지게 하여 세포 노화를 가속합니다. 반면, 충분한 수면과 스트레스 관리는 피부 장벽 기능을 강화하고, 콜라겐 생성을 촉진하며, 염증 반응을 감소시킵니다.

PART 3
안티에이징의 미래와 철학

― 최신 연구 동향과 미래 기술

2024년 겨울 열린 안티에이징 학회에서는 피부과학, 생명공학, 유전체 분석, 인공지능까지 다양한 첨단 기술이 '젊음'이라는 하나의 목표를 향해 발전하는 모습이 소개되었습니다. 과거 단순히 외형을 '가리는' 시대에서, 이제는 피부 세포와 세포핵까지 회복시키는 시대로 전환되고 있습니다. 이는 벽의 금을 페인트로 덮던 시대에서 벽 자체를 더 튼튼하게 재건축하는 시대로 넘어간 것과 같습니다. 특히 최근 주목받는 주요 연구·기술 동향은 다음과 같이 정리할 수 있습니다.

<표20. 안티에이징 연구 동향과 미래 기술>

분야	핵심 내용	예시와 기술	기대 효과
세포 수준 회복 기술	피부 세포 활성화와 근본적 재생 유도	줄기세포와 성장 인자, 엑소좀, PRP	· 피부 톤 개선 · 장기적 회복
유전체 분석 기반 맞춤형 안티에이징	개인별 유전 특성 분석으로 최적 시술·관리 설계	타액, 모발, 혈액 검사, 콜라겐 합성 능력과 염증 민감도 분석	시술·스킨케어· 식이·운동의 통합 맞춤 설계
AI 기반 진단·예측	3D 스캐닝·머신 러닝으로 노화 예측 및 시뮬레이션	얼굴 비대칭, 볼륨, 골격 분석, 시술 전후 이미지 예측	· 불안감 완화 · 계획 정확도 향상
신기술·융합 치료	다기능·맞춤형 복합 시스템 개발	피부 산소 전달 기술, 미세전류와 고주파, 수소수 항산화 테라피, 다기능 복합제형 주사	· 복합 효과 극대화 · 재생 촉진
미래 기술 전망	특정 유전자 반응· 정밀 약물 전달	맞춤형 리포좀 캡슐, 바이오 스마트 약물 전달시스템	고도화된 재생·회복

이러한 변화는 진료 현장에서도 확연히 나타나고 있습니다. 예전 환자분들이 "주름만 펴주세요."라고 요청했다면, 이제는 "제 피부 세포가 건강해질 수 있나요?"라고 묻습니다. 단순히 표면적인 개선을 넘어 세포 수준에서의 활력 회복과 유전적 특성을 고려한 맞춤 관리에 대한 관심이 커진 것입니다. 실제로 간단한 검사만으로도 피부 탄력의 유지력이나 염증 반응 경향을 예측할 수 있게 되면서, 시술과 생활 관리가 통합적으로 설계되는 추세입니다.

또한 환자들이 시술 결과를 더 명확히 이해하고 싶어 하면서, 시뮬레이션을 통해 변화 과정을 미리 확인하려는 요구가 커졌습니다. 이를 통해 시술 전 불안을 줄이고 의사와 환자가 보다 정밀한 치료 계획을 세울 수 있는 환경이 마련되고 있습니다. 앞으로는 치료 방법이 단일 기술에 그치지 않고, 여러 접근이 융합된 형태로 발전하여 개개인에게 맞는 최적의 재생과 회복을 가능하게 할 것입니다.

― 아름다움과 건강의 균형 찾기

"예쁘게만 해주세요."라는 말을 들을 때, 저는 "아름다움이란 무엇일까요?"라고 되묻곤 합니다. 참 묘한 질문이죠? 하지만 그동안 이 분야에 몸담으며 깨달은 것이 있습니다. 진정한 아름다움은 건강한 토대 위에서만 빛난다는 사실입니다.

D 씨(43세, 여성)는 처음 저를 찾아왔을 때 "얼굴의 꺼진 부위에 필러 좀 많이 넣어주세요."라고 하셨습니다. 얼굴이 너무 마르고 생기가 없어 보인다고요. 하지만 상담 중 알게 된 것은, D 씨가 극심한 스트레스와 수면 부족에 시달리고 계셨다는 점이었습니다.

저는 D 씨에게 과감히 제안했습니다. "필러를 넣기 전에, 2주만 함께 노력해 볼까요?" 우선 수면의 질을 개선하는 방법, 간단한 마음 챙김 명상법, 그리고 항산화 성분이 풍부한 식단을 안내해 드렸습니다. 2주 후 D 씨의 얼굴에는 미묘한 변화가 생겼습니다. 안색이 맑아지고, 부기가 빠지면서 본연의 윤곽이 살아났습니다. 그때야 저는 최소한의 필러로 자연스러운 볼륨감만 더해드렸습니다. D 씨는 "원래 생각했던 것보다 훨씬 적은 양인데도 더 만족스럽네요."라고 기뻐하셨습니다.

많은 분이 간과하는 사실이 있습니다. 피부는 우리 몸의 가장 큰 장기이고, 내부 건강의 거울이라는 점입니다. 아무리 좋은 수술이나 시술도 만성 염증, 호르몬 불균형, 영양 결핍 상태의 피부에서는 제 효과를 발휘하기 어렵습니다. 오히려 어색한 부자연스러움만 남길 수도 있습니다.

아름다움과 건강은 동전의 양면과 같습니다. 한쪽만 추구하면 결국 균형이 깨집니다. 급하게 극적인 변화를 이루기보다, 건강한 변화가 누적되도록 도와드리는 것이 저의 철학입니다. 그렇게 만들어진 아름다움은 외부에서 덧붙여진 것이 아니라, 내면에서부터 우러나오는 자연스러운 빛이 됩니다.

━ 나이 듦을 받아들이는 지혜

"원장님, 저 늙어 보이지 않게 해주세요." 진료실에서 많이 듣는 말 중 하나입니다. 이 말을 들을 때마다 저는 조금 멈칫하게 됩니다. '늙어 보이지 않는 것'과 '아름답게 나이 드는 것'은 사실 전혀 다른 이야기니까요.

G 씨(62세, 여성)는 처음 만났을 때 "딸아이가 엄마 표정이 너무 우울해 보인다고 해서 왔어요."라고 말씀하셨습니다. 저는 G 씨의 얼굴을 자세히 살펴보았습니다. 이마에는 깊은 주름이 자리하고 있었고, 눈꺼풀은 처져 있었으며, 턱선은 탄력을 잃고 있었습니다. 하지만 동시에 눈가의 미소, 경험에서 오는 품격, 그리고 따뜻한 눈빛도 보였습니다. 저는 G 씨에게 물었습니다. "완전히 다른 사람이 되고 싶으신가요, 아니면 지금의 당신에게 자연스러운 생기를 더하고 싶으신가요?" G 씨는 잠시 생각하더니 미소 지었습니다. "후자요. 저는 제 나이가 부끄럽지 않아요. 다만 제 표정이 제

마음을 제대로 담지 못하는 것 같아서요."

우리는 함께 계획을 세웠습니다. 상안검 성형술로 피로해 보이는 인상을 개선하고, QA핏 주사를 통해 볼륨감 감소 없이 얼굴의 윤곽라인만 다듬는 방식으로 진행했습니다. 결과는 놀라웠습니다. G 씨는 여전히 60대였지만, 피곤하고 우울해 보이는 인상은 사라졌습니다. 대신 편안하고 지혜로운 모습으로 돌아왔죠. "원장님, 사람들이 '뭔가 달라 보인다'라고는 하는데, '어디를 했냐'고는 물어보지 않아요."

나이 듦에 대한 불안은 대부분 통제력 상실에서 옵니다. 우리 몸이 우리 의지와 상관없이 변해가는 모습을 지켜보는 것은 때로는 두렵고 당혹스러운 일이니까요. 하지만 여기서 핵심은 '통제하려 애쓰는 것'과 '변화를 존중하며 관리하는 것' 사이의 균형을 찾는 데 있습니다.

H 씨(58세, 남성)는 갑자기 늘어난 목 아래 살과 처진 턱선으로 고민하셨습니다. "거울을 볼 때마다 아버지 얼굴이 보여서 놀랍니다. 이걸 어떻게 해야 할지..." 우리는 자연스러운 개선을 위한 단계적 접근법을 선택했습니다. 동시에 저는 H 씨에게 질문했습니다. "아버님의 어떤 모습이 불편하신가요? 혹시 그 불편함 뒤에 존경이나 그리움은 없으신지요?"

진정한 안티에이징의 지혜는 시간을 되돌리는 것이 아니라, 시간과 함께 춤추는 법을 배우는 데 있습니다. 주름은 단순한 결함이 아니라 당신만의 이야기이고, 변화하는 몸은 실패가 아니라 계속되는 여정의 증거입니다. 그 여정에서 우리가 할 수 있는 최선은 각자의 시간에 최대한 우아하게 동행하는 것이 아닐까요?

━ 왕재권 원장이 전하는 진정한 아름다움의 메시지

20년간 진료실에서 마주한 얼굴들이 가르쳐준 것은 참 많습니다. 처음엔 단순히 주름을 펴고 처진 피부를 올리는 일이 제 직업인 줄 알았습니다. 그런데 시간이 지날수록 진짜 아름다움은 그저 외모를 젊게 유지하는 게 아니라는 것을 깨달았습니다. 사실 우리 몸은 정말 신기한 네트워크입니다. 피부 아래 근육의 상태, 혈액순환, 심지어 세포 하나하나의 활력까지 모든 것이 서로 영향을 주고받습니다.

제가 환자분들에게 항상 설명해 드리는 게 있습니다. "표정근육의 긴장만 풀어드리는 건 임시방편입니다." 진짜 중요한 건 그 사람의 생활 패턴을 들여다보는 것입니다. 왜 그런 주름이 생겼는지, 근본 원인을 찾아내는 겁니다. 환자분 중에 늘 고개를 숙이고 스마트폰을 보는 분이 계셨는데, 목주름이 유독 심했습니다. 또 다른 분은 편측으로만 음식을 씹는 습관 때문에 얼굴이 비대칭이 심해졌습니다. 이런 건 아무리 좋은 시술로도 해결되지 않습니다.

최근에 재미있는 연구 결과를 봤습니다. 항산화 성분이 풍부한 비타민 C가 피부 노화도 막고 알츠하이머까지 예방한다는 것인데, 이게 뭘 말해주는 걸까요? 몸속 건강과 외모는 떼려야 뗄 수 없는 관계라는 겁니다. 저희 병원에서 쓰는 QA핏 주사도 단순히 지방만 녹이는 게 아니라 혈액순환도 좋아지고 피부 탄력도 살아나게 됩니다. 인체는 정말 하나의 유기체로 반응을 보이게 된 것입니다.

제가 20년 동안 가장 많이 배운 건 '개인 맞춤'의 중요성입니다. 동양인, 특히 한국 여성은 서양인보다 볼살이 쉽게 처지는 경향도 있어서 서양의 기술을 그대로 적용하면 안 됩니다. 30대 초반 환자분께는 "지금은 과하게 할 필요 없습니다. 예방 차원에서 필요한 부분만 잘 시작해 봅시다."라고 말씀드리고, 50대 환자분께는 조직의 구조적 변화에 초점을 맞춥니다. 나이대별로, 체질별로, 생활 패턴별로 접근법이 달라야 합니다.

또 하나 정말 강조하고 싶은 게 있습니다. '자연스러움'입니다. 최근 생명공학 학회에서 라파마이신(Rapamycin), 스페르미딘(Spermidine), TFEB(Transcription Factor EB)과 같은 물질들이 세포 노화는 막으면서도 자가포식 작용을 촉진하여 세포의 건강과 수명을 연장하는 데 중요한 역할을 한다는 연구 결과가 나왔습니다. 어렵게 들리죠? 쉽게 말하면, 우리 몸에는 스스로 치유하는 능력이 있는데, 이걸 지원해 주는 게 가장 좋은 결과를 낸다는 겁니다.

요즘 SNS 보면 너무 획일화된 미의 기준이 많습니다. 다들 개성 없는 똑같은 얼굴을 원하더군요. 하지만 제가 생각하는 아름다움은 다릅니다. 나이를 감추는 게 아니라, 그 나이에 맞는 건강한 매력을 최대한 살리는 겁니다. 60대 환자분이 오셨을 때 20대 얼굴을 만들어드릴 수는 없습니다. 늘어진 SMAS층을 자연스럽게 재배치하고 필요한 부위에만 지방이식을 하여 균형 잡힌 윤곽을 만들어, 건강하고 활력 있는 60대의 모습을 찾아드리는 거죠.

마지막으로 말씀드리고 싶은 가장 중요한 것은 자기 자신과의 화해라는 점입니다. 남의 시선 때문에 수술대에 오르는 분들이 많은데, 그런 분들은 수술 후에도 만족하기 어렵습니다. 저는 메스를 든 지 20년이 넘었지만, 완벽함보다는 조화가 중요하다는 걸 아직도 매 수술마다 배웁니다.

각자의 얼굴이 담고 있는 고유한 이야기를 존중하고, 몸의 자연스러운 리듬을 따르며 그 위에 현대 의술의 도움을 더하는 것이야말로 진정한 아름다움에 이르는 길이라고 생각합니다. 이것은 20년 전에 의대를 갓 졸업했을 때는 몰랐던, 지금까지 진료한 수많은 환자분이 저에게 가르쳐준 소중한 진리입니다.

─ 왜 QA성형외과를 개원하게 되었나?

20년간의 성형외과 의사로서의 진료를 돌이켜보면, 저의 모든 경험과 지식이 하나의 큰 흐름으로 이어져 저의 병원 개원의 결정에 도달했다는 생각이 듭니다. 서울대학교 의과대학에서 첫발을 내딛고, 서울대병원 성형외과 전문의로 실력을 쌓은 후, 여러 유명 성형외과에서 환자분들을 만나며 제가 진정으로 추구하고자 하는 의료 철학이 무엇인지 깊이 고민해 왔습니다.

국내 최고의 성형외과에서 근무하며 수많은 환자분을 만나왔습니다. 그 과정에서 저는 한 가지 분명한 사실을 발견했습니다. 바로 중년 환자분들께서 가장 고민하시는 문제가 노화에 따른 얼굴의 처짐과 바디라인에 대한 고민이라는 점이었습니다. 이러한 고민은 단순히 미적인 문제를 넘어 자신감과 사회적 활동, 나아가 삶의 질에까지 영향을 미치는 중요한 문제였습니다.

베트남과 몽골, 중국 의사 자격증을 정식으로 취득하고 다양한 국적의 환자분들을 진료하면서, 저는 동양인의 얼굴 노화 특성과 이에 맞는 최적의 시술법에 대한 깊은 이해를 얻게 되었습니다. 놀랍게도 문화와 인종은 달라도, 중년이 되면서 느끼는 외모 변화에 대한 고민은 동일했습니다. 다만 그 해결책은 개인의 얼굴 구조와 피부 특성, 골격라인에 맞게 세심하게 설계되어야 한다는 점 또한 깨달았습니다.

제가 특별히 미니거상술과 지방분해 주사에 집중하게 된 것은 우연이 아닙니다. 오랜 임상 경험을 통해 확인한 결과, 이 두 시술은 중년 환자분들의 고민을 가장 효과적으로 해결해 드릴 수 있는 방법이었습니다. 전통적인 안면거상술이 가지는 긴 회복 기간과 부담스러운 수술 과정을 줄이면서도, 자연스럽고 만족스러운 결과를 제공할 수 있는 미니거상술은 바로 지금의 라이프스타일에 가장 적합한 선택입니다. 또한 지방분해 주사는 얼굴라인과 바디라인의 윤곽을 살리는 데 탁월한 효과를 보이며, 두 시술의 적절한 조합은 시너지 효과를 창출합니다.

그렇다면, 왜 강남일까요? 강남은 단순한 지리적 위치가 아닌, 아름다움의 중심지로서 상징적인 의미를 가집니다. 서울의 중심부에 위치하며 접근성이 뛰어날 뿐만 아니라, 문화와 트렌드의 중심지로서 항상 새로움을 추구하는 곳입니다. 무엇보다 중년 환자분들께서 편안하게 찾아오실 수 있는 장소이기도 합니다. 편안함과 신뢰를 드릴 수 있는 장소, 그것이 제가 강남을 선택한 이유입니다.

QA성형외과의 'QA'는 'Quality Assurance'의 약자로, 의료 서비스의 품질을 보증한다는 저의 약속을 담고 있습니다. 하지만 저에게 이 두 글자는 더 깊은 의미가 있습니다. 환자분들의 'Questions'에 정직하게 'Answer'하는 의사가 되겠다는 다짐이기도 합니다.

미용 의학 분야는 정보의 편향성이 크고, 환자분들께서 올바른 정보를 얻기 어려운 분야입니다. 저는 QA성형외과를 통해 환자분들의 모든 궁금증에 전문가로서 정확하고 정직한 답변을 드리고 싶습니다.

중년 환자분들께서 노화로 인한 변화에 당황하거나 자신감을 잃지 않도록, 최소한의 시술로 최대의 효과를 드리는 것이 저의 목표입니다. 과도한 시술이나 불필요한 치료를 권하지 않고, 각 환자분의 얼굴 구조와 피부 상태, 그리고 원하시는 결과에 맞춘 맞춤형 치료를 제공하고자 합니다.

미니거상술과 지방분해 주사는 그 자체로 뛰어난 시술이지만, 환자분의 상태에 맞게 적절히 조합하고 세심한 사후 관리를 더 할 때 그 효과가 극대화됩니다. 그간의 진료 경험과 국내 유수의 성형외과에서 쌓은 노하우, 그리고 국제적인 감각을 통해 얻은 시각을 모두 활용하여, 저는 환자분들께 최상의 결과를 약속드립니다.

QA성형외과는 단순히 또 하나의 성형외과가 아닙니다. 중년 환자분들의 고민을 깊이 이해하고, 그 해결책을 제시하는 특화된 병원이 되고자 합니다. 부담스러운 수술 없이도, 자연스러운 아름다움을 되찾으실 수 있도록 돕는 것이 저의 사명입니다.

제가 20년간 축적해 온 모든 경험과 지식을 환자분들과 나누고 싶습니다. 그리고 무엇보다, 중년이라는 인생의 황금기를 맞이하신 환자분들께서 자신감을 잃지 않고 당당하게 사회 활동을 이어나가실 수 있도록 지원하고 싶습니다.

QA성형외과는 단순히 외적인 아름다움을 넘어, 내면의 자신감과 행복까지 되찾아드리는 공간이 될 것을 약속드립니다. 여러분의 인생에 작은 변화를 통해 큰 기쁨을 선사해 드릴 수 있기를 진심으로 기대합니다.

부록

— 미니거상술 FAQ

Q1 미니거상술은 몇 살부터 고려해 볼 수 있나요?

A 일반적으로 30대부터 50대까지가 미니거상술의 주요 대상입니다. 그러나 나이보다는 얼굴의 노화 정도, 특히 중하안면부와 턱선의 처짐, 볼륨 감소 등의 증상이 관찰될 때 시술을 고려해 볼 수 있습니다. 일부 윤곽 수술로 인한 얼굴 처짐, 유전적 요인이나 급격한 체중 감량 등으로 인한 경우, 20대 후반에도 고려할 수 있습니다.

Q2 비만이나 과체중인 경우에도 미니거상술을 받을 수 있나요?

A 약간의 과체중은 문제가 되지 않지만, 고도비만(BMI 30 이상)의 경우 수술 위험이 증가하고 효과가 제한적일 수 있습니다. 또한 수술 후 급격한 체중 감량이 있을 경우 피부 처짐이 다시 발생할 수 있으므로, 체중이 정상으로 내려온 뒤에 시술받는 것이 이상적입니다.

Q3 미니거상술로 얼마나 젊어 보일 수 있나요?

A 일반적으로 10년 정도 젊어 보이는 효과가 있습니다. 그러나 '몇 살 젊어 보인다'는 것보다 중요한 것은 전체적인 얼굴 인상의 개선입니다. 지친, 피곤한, 우울해 보이는 인상이 생기 있고, 활력 있으며, 긍정적인 인상으로 변화하는 효과가 더 중요합니다.

Q4 수술 시간은 얼마나 걸리나요?

A 일반적인 미니거상술은 2시간 정도 소요되며, 원데이리프팅의 경우 최적화된 술기로 1~2시간 이내에 완료됩니다. 다른 시술 (예: 지방이식, 눈 수술 등)을 함께 진행하는 경우 시간이 더 늘어날 수 있습니다.

Q5 절개선은 어디에 위치하며, 흉터가 눈에 띄나요?

A 미니거상술의 절개선은 주로 측두부의 헤어라인에 위치합니다. 이러한 위치는 자연스러운 얼굴의 주름선과 모발에 가려져 흉터가 거의 눈에 띄지 않습니다. 수술 후 적절한 흉터 관리를 통해 6개월~1년 이내에 흉터가 훨씬 더 희미해집니다.

Q6 미니거상술 전 피해야 할 약물이나 보조제가 있나요?

A 수술 최소 2주 전부터 다음 약물을 피해야 합니다:
- 아스피린, 항혈소판제
- 비타민 E, 오메가-3 지방산
- 은행잎 추출물, 마늘 보충제 등 혈액 희석 효과가 있는 보조제
- 특정 한약재

수술 전 상담 시 복용 중인 모든 약물과 보조제를 의사에게 알려야 합니다.

Q7 미니거상술 후 회복 기간은 얼마나 되나요?

A   일반적인 미니거상술의 경우:

- 1~2일: 가벼운 활동 가능
- 5~7일: 대부분의 부기와 멍이 감소, 화장으로 가릴 수 있는 정도, 실밥 제거 시기
- 10~14일: 사회생활 복귀 가능
- 3~4주: 대부분의 부기 소실 및 완성된 얼굴라인이 보이기 시작
- 3개월: 완전한 회복과 최종 결과 확인

Q8 수술 후 통증은 어느 정도인가요?

A   대부분의 환자분은 미니거상술 후 수술 부위의 불편함을 일부 경험하지만, 심한 통증을 호소하는 경우는 드뭅니다. 첫 2~3일 간 당기는 느낌과 압박감을 느낄 수 있으며, 처방된 진통제로 충분히 관리 가능합니다. 통증은 개인마다 차이가 있으나 대개 3~5일 이내에 많이 감소합니다.

Q9 수술 후 얼굴 감각이 없어질 수 있나요?

A   수술 중에 실시한 국소마취 영향으로 일시적인 감각 저하나 무감각은 일어날 수 있습니다. 귀 주변, 헤어라인 쪽에서 가장 흔하게 나타나며, 대부분 1~2주 이내에 자연스럽게 회복됩니다. 영구적인 감각 소실은 매우 드물며, 약 0.1% 미만의 환자분에서 발

생합니다.

Q10 미니거상술이 얼굴을 부자연스럽게 만들 수 있나요?

A   미니거상술은 '바람 부는 듯한' 과거의 부자연스러운 모습을 피하고, 자연스러운 결과를 목표로 합니다. 얼굴의 피부만 당겨진 느낌이 아닌, 젊었을 때의 자연스러운 얼굴라인을 되찾아줍니다. 경험 많은 숙련된 의사와 개인 맞춤형 진행으로 보다 자연스러운 결과를 얻을 수 있습니다.

Q11 재수술이 필요한 경우가 있나요?

A   미니거상술 후 약 1~2%의 환자분이 추가적인 미세 조정이나 재수술을 필요로 합니다. 이는 안면 비대칭, 불충분한 리프팅 효과, 또는 자연적인 노화 진행으로 인한 것일 수 있습니다. 재수술은 일반적으로 초기 수술 후 최소 6개월~1년 후에 고려됩니다.

Q12 흉터가 영구적으로 남을 가능성은 어느 정도인가요?

A   미니거상술의 절개는 자연스러운 얼굴 주름선과 모발 선을 따라 이루어지므로, 대부분의 흉터는 시간이 지남에 따라 거의 보이지 않게 됩니다. 약 95%의 환자분들은 1년 이내에 거의 사라지는 흉터를 경험합니다. 비후성 반흔이나 켈로이드 체질이 있는 환자분은 의사와 사전에 상담해야 합니다.

Q13 미니거상술과 함께 받으면 좋은 시술은 무엇인가요?

A   미니거상술과 시너지 효과를 내는 시술들:

- 지방이식: 얼굴 볼륨 감소 부위 회복
- 눈썹 거상술: 눈꺼풀 처짐 개선
- 상안검, 하안검 성형술: 젊고 자연스러운 눈매 라인 완성
- 목 리프팅: 목의 늘어짐과 주름 개선
- 레이저 시술: 피부 질감과 색소 개선
- QA핏 주사: 얼굴 윤곽 개선과 지방 분해
- 보톡스: 표정 주름 개선
- 필러: 특정 부위 볼륨 회복

참고 사항: 이 FAQ는 일반적인 정보 제공을 목적으로 합니다. 개인의 상태와 필요에 맞는 정확한 진단과 치료 계획은 반드시 전문의와의 1:1 상담을 통해 결정하시기를 바랍니다.

▬ 시술 전후 체크리스트

시술 전 체크리스트

시점	체크 항목	세부 내용
2주 전	약물 및 보조제 중단	• 아스피린, 혈전용해제 등 희석 효과가 있는 약물 중단 • 비타민 E, 오메가-3 지방산 보충제 중단 • 은행잎 추출물, 마늘 보충제 등 중단 • 현재 복용 중인 모든 약물 목록 의사와 상담
	흡연 중단	• 최소 4주 전부터 흡연 중단 • 간접흡연 노출도 피하기
	건강 상태 확인	• 고혈압, 당뇨 등 만성 질환이 있는 경우 의사와 상담 • 필요시 기본 혈액검사 실시
1주 전	생활 습관 관리	• 충분한 수분 섭취 • 균형 잡힌 식단 유지 • 알코올 섭취 제한
	피부 관리	• 보습에 신경 쓰기 • 자외선 차단제 꾸준히 사용 • 강한 각질 제거제, 레티놀, AHA, BHA 등 사용 중단
	회복 물품 준비	• 얼음찜질용 아이스팩 • 부기 완화를 위한 추가 베개 • 시술 부위 보호용 넓은 모자 및 선글라스 • 앞으로 여밀 수 있는 편안한 옷
3일 전	피부 자극 최소화	• 순한 세안제 사용 • 과도한 각질 제거 피하기 • 강한 성분의 스킨케어 제품 사용 자제
	일정 조정	• 시술 후 회복 기간 동안의 일정 비우기 • 집안일과 업무 조정 • 필요시 도움을 요청할 사람 확보

시점	체크 항목	세부 내용
전날	신체 준비	• 충분한 수면 취하기 • 스트레스 최소화 • 두피와 머리카락 깨끗이 씻기
	식이 관리	• 의사의 지시에 따라 금식 시작(수술 전 6시간부터 금식) • 충분한 수분 섭취(금식 시작 전까지)
	착용 의복 준비	• 앞쪽으로 여미는 헐렁한 옷 준비 • 탄력 있는 옷이나 머리로 입는 옷 피하기
당일	개인용품 관리	• 화장품, 보석류, 콘택트렌즈 모두 제거 • 중요한 개인 소지품만 가져가기 • 귀중품은 집에 두고 가기
	동반자 확보	• 시술 후 집까지 데려다 줄 보호자 동행 • 시술 당일 도움을 줄 수 있는 사람 확보
	최종 확인	• 시술에 필요한 모든 절차와 동의서 확인 • 의사에게 마지막 질문 및 요구사항 전달 • 시술 계획과 예상 결과 재확인

시술 후 체크리스트

시점	체크 항목	세부 내용
즉시 ~24시간	기본 관리	• 항생제, 소염제 등 처방된 약물 정확히 복용 • 머리를 심장보다 높게 유지 • 15분 간격으로 냉찜질 시행(15분 적용, 15분 휴식) • 충분한 휴식 취하기
	금지 사항	• 술과 카페인 섭취 금지 • 흡연 절대 금지 • 무리한 활동, 허리 구부리기, 머리 숙이기 금지 • 샤워나 목욕 자제(의사 지시 따르기)
	이상 반응 관찰	• 비정상적인 통증, 출혈, 부기 관찰 • 발열, 오한 등 감염 징후 확인 • 이상 증상 발견 시 즉시 병원에 연락
1~7일	상처 관리	• 처방된 안연고 지시대로 사용 • 상처 관리 지침 엄격히 준수 • 드레싱 교체 일정 준수
	생활 관리	• 간편하고 영양가 높은 식사 • 염분 높은 음식 제한 • 충분한 수분 섭취 • 샤워/세안 시 시술 부위 보호(의사 지시 따름)
	활동 제한	• 가벼운 실내 활동 허용 • 구부리거나 무거운 물건 들기 금지 • 심장 박동을 빠르게 하는 활동 피하기
1~2주	추적 진료	• 실밥 제거(해당하는 경우) • 회복 상태 평가 및 지침 확인
	활동 관리	• 의사의 지시에 따라 점진적으로 일상 활동 재개 • 격렬한 운동은 적절히 제한 • 직사광선 노출 피하기 • 화장 시작
	흉터 관리 시작	• 의사가 권장하는 흉터 관리법 시작 • 실리콘 젤/시트 적용(권장되는 경우) • SPF 50 이상의 자외선 차단제 사용

시점	체크 항목	세부 내용
3~4주	일상 복귀	• 격한 운동 등 활동 제한 해제 여부 확인 • 점진적으로 정상 활동 재개
	스킨케어 관리	• 피부 관리 루틴 점진적 재개 • 강한 활성 성분은 의사와 상담 후 사용
3개월	최종 확인	• 시술 결과 최종 평가 • BEFORE & AFTER 사진 확인 • 추가 개선이 필요한 부분 상담
	장기 관리법	• 건강한 생활 습관 유지 • 균형 잡힌 식단 • 충분한 수분 섭취 • 자외선 차단 • 금연 유지 • 정기적인 피부 관리
지속적 관리	위험 신호 인지	• 지속적인 심한 통증 • 과도한 출혈 • 비정상적인 부기나 열감 • 배액물 증가나 악취 • 흉터 지속 • 발열이나 오한 • 발진이나 두드러기
	효과 유지 관리	• 6개월마다 추적 검진 권장 • 1~2년마다 유지 보조 시술 고려 • 안티에이징 스킨케어 유지 • 건강한 생활 습관 지속

— 노화 단계별 자가 진단법

20대 후반에서 30대 초반까지는 아직 외형적인 변화가 크게 드러나지 않지만, 세포 재생 속도가 느려지고 표피의 턴오버 주기가 길어지면서 피부결이 거칠어지고 화장이 덜 먹는다는 느낌을 받기 시작합니다. 이 시기의 대표적 신호는 눈가나 이마에 생기는 미세한 표정 주름, 피곤할 때 눈 밑이 더 쉽게 꺼지거나 다크서클이 생기는 증상 등입니다. 자가 진단으로는 세안 후 거울을 봤을 때 표정 없이도 희미한 주름이 보이는지, 메이크업이 들뜨는 구간이 있는지를 관찰하면 됩니다.

30대 중반 이후에는 진피층의 콜라겐과 엘라스틴이 본격적으로 감소하면서 피부 탄력이 눈에 띄게 줄어듭니다. 눈가와 입가의 주름이 고정되기 시작하고, 팔자 주름이 깊어지는 경향을 보입니다. 특히 중안면부의 볼륨이 서서히 줄어들며 얼굴의 입체감이 감소하고, 턱선이 처지는 초기 징후가 나타납니다. 이 시기에는 눈썹을 들어 올렸을 때 이마 주름이 더욱 깊어지는지, 볼 부위를 살짝 눌렀을 때 탄력이 금세 돌아오지 않는지를 체크해보는 것이 좋습니다.

40대에 접어들면 노화의 여러 요소가 복합적으로 겹치기 시작합니다. 피부 톤이 칙칙해지고 모공이 커지며, 색소침착이 눈에 띄기 시작합니다. 얼굴의 하안면부와 턱 아래 라인이 무너지면서 이중턱이 생기기 쉬워지고, 목주름이 나타나기 시작합니다. 이 시기에는 측면에서 얼굴 윤곽을 볼 때 아래 방향으로의 흐름이 느껴지는지, 고개를 들었을 때 목 피부가 팽팽하지 않은지를 살펴보는 자가 진단이 도움이 됩니다.

50대 이후부터는 근육, 지방, 뼈 등 얼굴 구조 전반의 볼륨 손실이 가속화되며, 주름은 단순한 선이 아닌 깊은 홈처럼 자리 잡습니다. 특히 광대 밑과 눈 밑 꺼짐, 입꼬리 처짐, 턱선 경계 상실 등이 동시에 진행되며, 표정이 피곤해 보이거나 우울해 보인다는 말을 자주 듣게 됩니다. 거울 앞에서 미소를 지었을 때 입꼬리가 자연스럽게 올라가지 않고 꺼져 보이는 느낌이 있다면 중등도 이상의 노화 단계로 평가할 수 있습니다.

60대 이상에서는 자연적인 노화를 받아들이면서도 과하지 않은 회복 중심의 접근이 요구되는 시기입니다. 얼굴 전체적으로 볼륨이 빠지고, 피부가 얇아지며 혈관이 더 도드라지고, 손과 목, 데콜테까지 노화가 확장됩니다. 자가 진단으로는 얼굴의 앞모습보다 측면과 하부 윤곽이 더 흐려졌는지, 웃지 않은 상태에서도 입 주변이나 목 주변 주름이 고정되어 있는지를 확인해 보면 노화의 정도를 스스로 가늠할 수 있습니다.

단순히 연령에만 근거한 판단보다는 자신의 피부 상태와 얼굴 구조의 변화를 세심하게 관찰하고 정확히 진단하는 것이 시술 시점과 방법을 결정하는 데 있어 중요한 기준이 됩니다.